白内障・緑内障・黄斑変性が自分で治せる101のワザ

『健康』編集部編

はじめに

「あれ、目がかすんで見えづらい……」。白内障《はくないしょう》や緑内障《りょくないしょう》、加齢黄斑変性《かれいおうはんへんせい》、糖尿病網膜症《とうにょうびょうもうまくしょう》など、年をとると、目のトラブルが起こりやすくなります。私たちが生きていくうえで、目はとても大切な器官。目が見えづらくなると、生活の中でさまざまな支障が出てきます。

そこで本書では、加齢による眼病の対策法を中心に集めました。日常生活にすぐに取り入れたい生活術をはじめ、台所にある食材で目を若返らせるワザ、簡単な動作で目の病気を改善させるワザなど、忙しい人でも続けられる簡単な対策法を、目に詳しい専門家たちが紹介しています。

いろいろなワザの中から、自分に合った対策を見つけ、眼病への不安が解消されることを、心から祈っています。

『健康』編集部

第3章
食べて飲んで、眼病を改善！台所にある食材で目を若返らせるワザ

第4章 簡単な動作とツボ刺激で目の病気をよくするワザ

第5章

「手術は?」「治療費は?」など眼病の素朴な疑問に名医が回答!

装丁/鳥居 満
本文デザイン/市岡哲司
表紙イラスト/細川夏子
本文イラスト/岩部明美(あけたろう事務所)、camiyama emi、川崎敏郎、宮下やすこ、佐藤ひとみ
迷路作成/スカイネットコーポレーション
撮影協力/中村太、伊藤大介、近藤 豊、堂本正令
レシピ協力/落合貴子、清水紀子
校正/野田茂則(東京出版サービスセンター)
編集/秋山幸子(主婦の友インフォス)

第1章

目の血流を上げて視力をよくするトレーニング

ほんべ眼科院長
本部千博

回生眼科院長
山口康三

●「不思議な絵」と「アイネック体操」が、白内障、緑内障、加齢黄斑変性の予防・改善に役立つ！

本部千博

目にとって血液の流れは非常に重要なもの。血液は目に必要な酸素や栄養を運び、老廃物を体内にためずに排出させる働きをしています。もし目の血流が悪くなれば、酸素や栄養は届かず、老廃物もたまって目の機能が正常に働かなくなるでしょう。

また、目の血管はほかの血管に比べ非常に細く、詰まりやすいのです。目には光を受けて像に置きかえる「網膜」という部分がありますが、最近急増している加齢黄斑変性という眼病は、網膜の中心にある黄斑部の毛細血管が詰まることによって起こります。毛細血管が詰まると酸素や栄養が不足するため、新生血管という新しい血管を作ってそこから運んでいこうとしますが、新生血管は非常にもろく出血しやすいという特徴があります。出血した血液や新生血管が網膜を押し上げるため、黄斑変性では視界がゆがんだり、視力が低下したりするのです。

「不思議な絵」は、目のまわりのこりかたまった筋肉をほぐし、目の血液循環をよくすることで、悪化を止めるだけでなく、視力低下を改善させるのに役立ちます。
また、加齢黄斑変性や緑内障、白内障の予防にも効果があると考えられます。

目の血液循環を高めて、眼病を予防する

緑内障は、眼圧が高くなることにより視神経が障害を受け、視野が欠けたり、視力が低下したりします。眼圧は眼球内を満たしている房水《ぼうすい》によって一定に保たれていますが、目の血液循環が悪くなると房水の循環も悪くなるため、眼圧が高くなってしまいます。しかし「不思議な絵」を使えば、目のまわりの筋肉がほぐれ、血液循環もよくなるので、房水の循環もよくなって眼圧も下がっていくでしょう。

白内障は老化によって水晶体《すいしょうたい》のたんぱく質が変質し、白く濁ることで、物がかすんで見えたり、視力が下がったりします。しかし、目の老化は運動と栄養で予防・改善できます。そのためには「不思議な絵」で目の運動を行い、栄養がしっかりと行き渡るようにしておくことが大切です。ただし、「不思議な絵」の効果を得るには、規則正しい生活と、栄養バランスの整った食事をとることもお忘れなく。

また、「アイネック体操」を行えば、さらに効果がアップ。目や首の筋肉のこわばりがほぐれて、より血流が上がります。読書などで目が疲れたときにも最適です。

「不思議な絵」の使い方

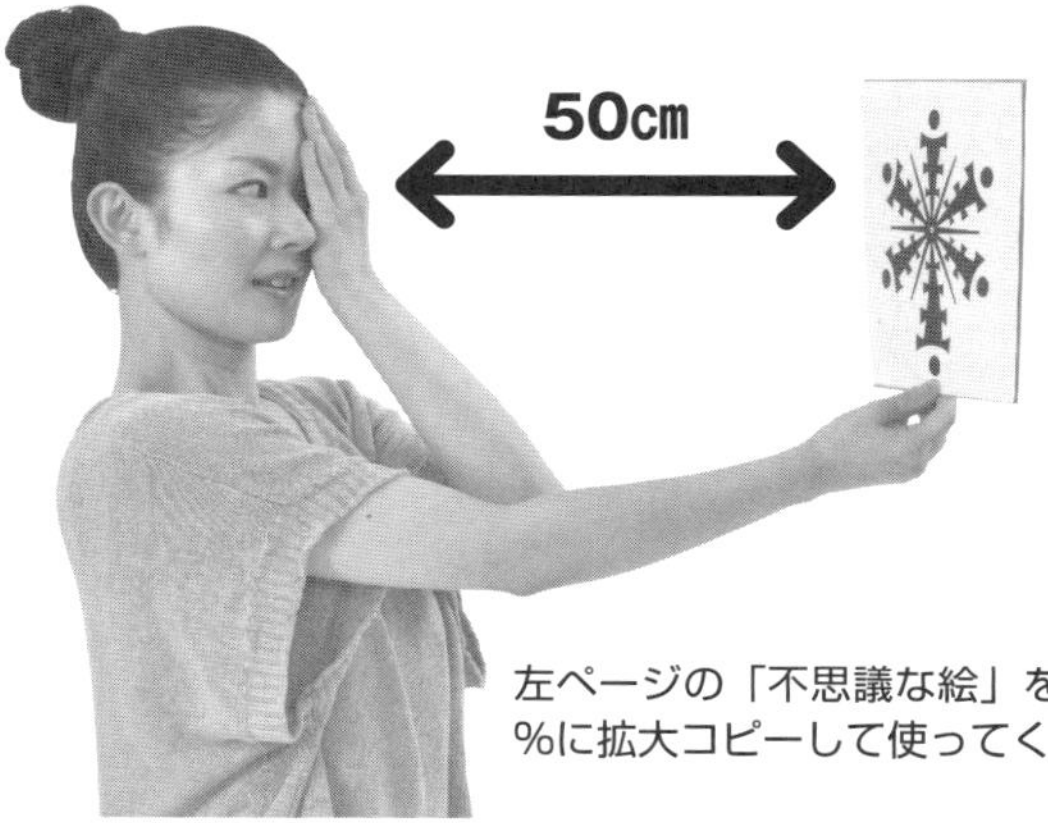

左ページの「不思議な絵」を、200%に拡大コピーして使ってください。

1 「不思議な絵」の中心が、顔の中心に合うように持つ。このとき、絵と顔の間が50cmくらい離れるように。メガネやコンタクトレンズをしている人は裸眼で行うこと

2 片目を手でおおい、顔を動かさないで目だけで絵を時計回りになぞっていく。1周したら逆回りで同様になぞる。これで1セット。両目とも2セットずつ、朝と夜に行う

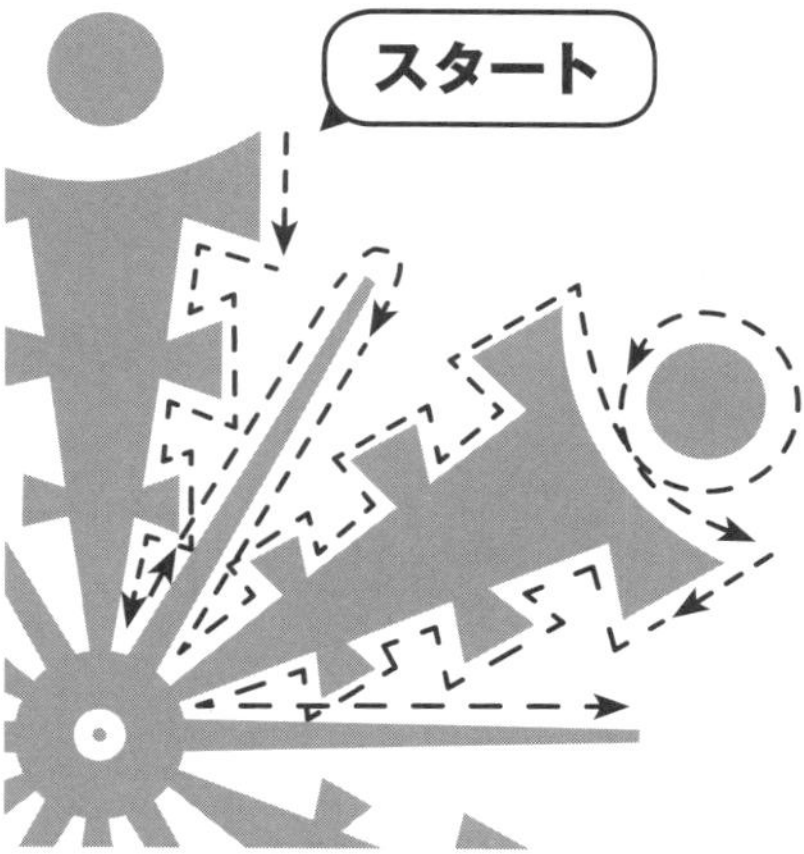

なぞる順番に注意!

鼻の先と絵の中心が同じ高さになるように持ってなぞりましょう。小さい突起も飛ばさずに、黒い丸はくるりと1周するようになぞってください。目標時間は、1周を1分。

1 不思議な絵

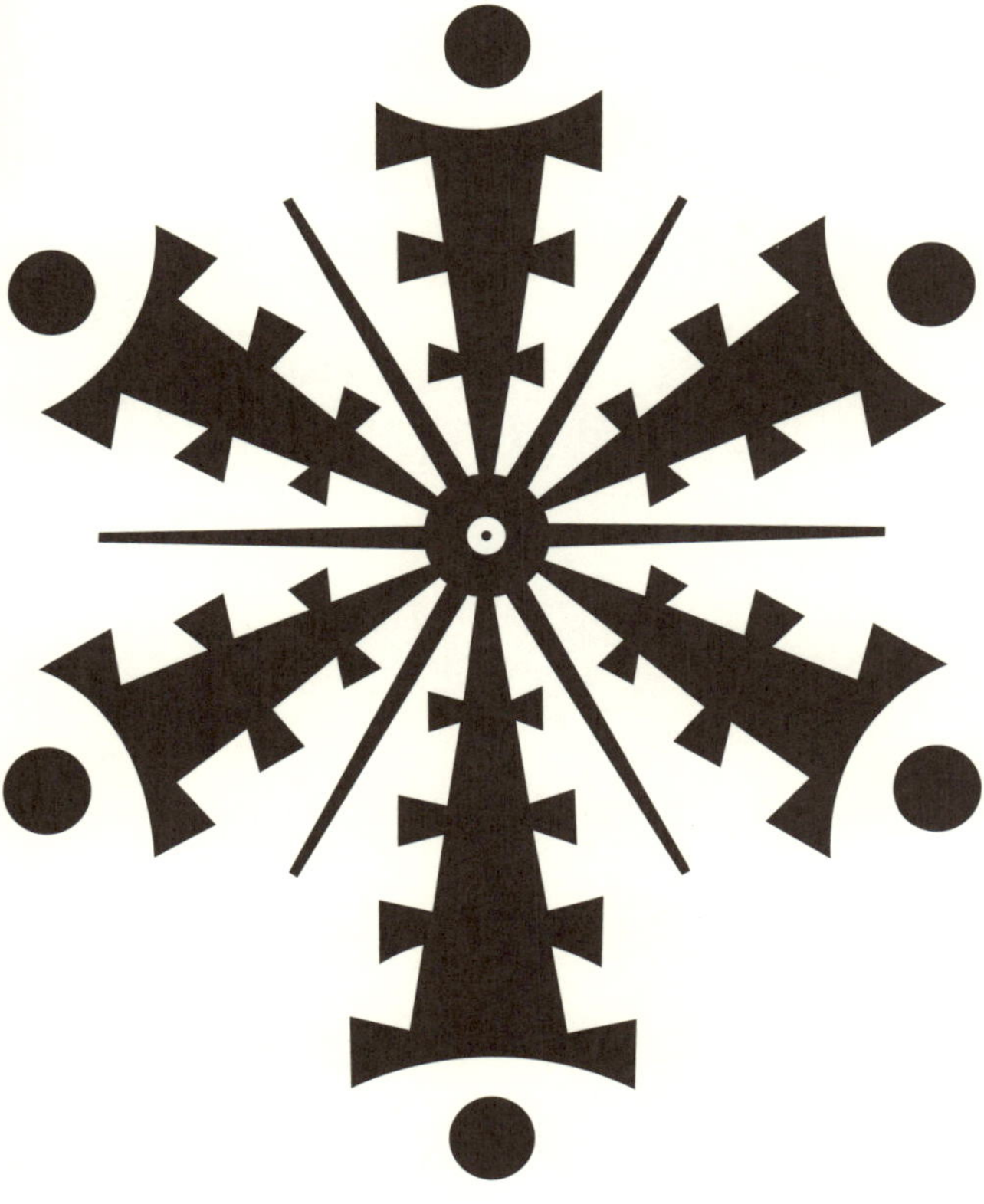

『近視は治る』ジェイコブ・リバーマン著
（日本教文社）より

「アイネック体操」のやり方

「不思議な絵」の後に行えば、さらに効果アップ。パソコン作業や読書などで目が疲れたときにも最適です。

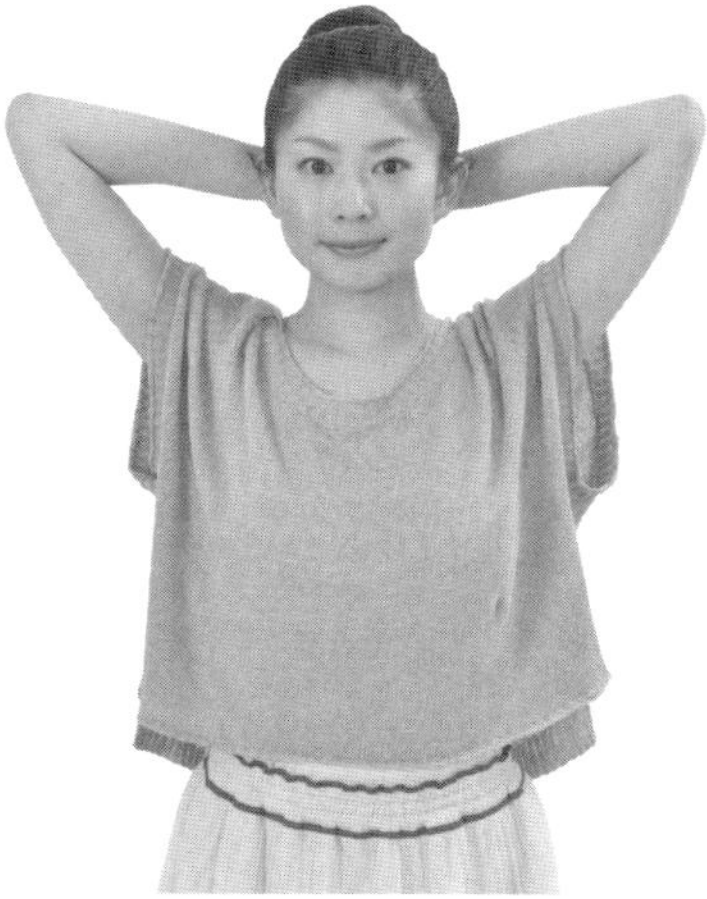

この体勢でスタート

両手を頭と首の境目くらいの位置で組み、正面を見ます。「アイネック体操」は「不思議な絵」の後に2セット、ゆっくりすぎると思うくらいのスピードで行いましょう

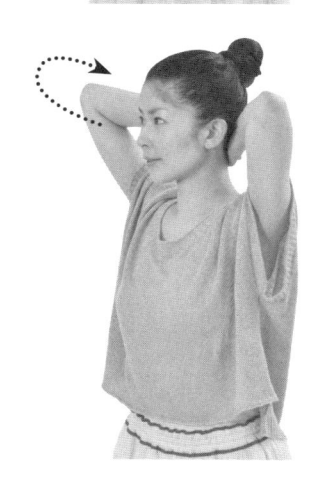

1 上半身を右にひねる

肩の高さを変えずに、息を吸いながら頭を右にひねる。このとき、目もできるだけ右方向を見るようにする。息を吐きながらスタートの姿勢に戻る

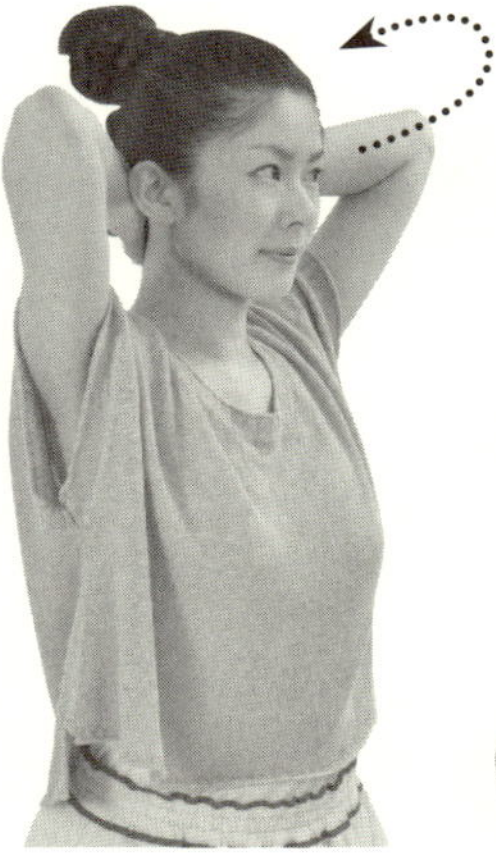

2 上半身を左にひねる

①と同様、息を吸いながら頭を左にひねる。このとき、目もできるだけ左方向を見るようにする。息を吐きながらスタートの姿勢に戻る

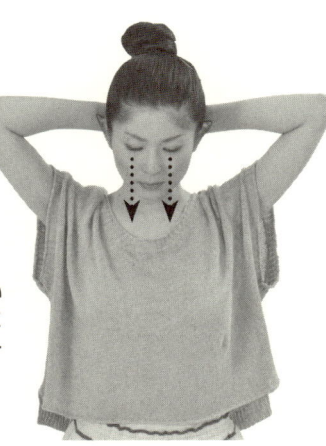

3 顔と目線を下に向ける

肩の高さは変えずに、息を吸いながら顔と目をできるだけ下に向ける。息を吐きながらスタートの姿勢に戻る

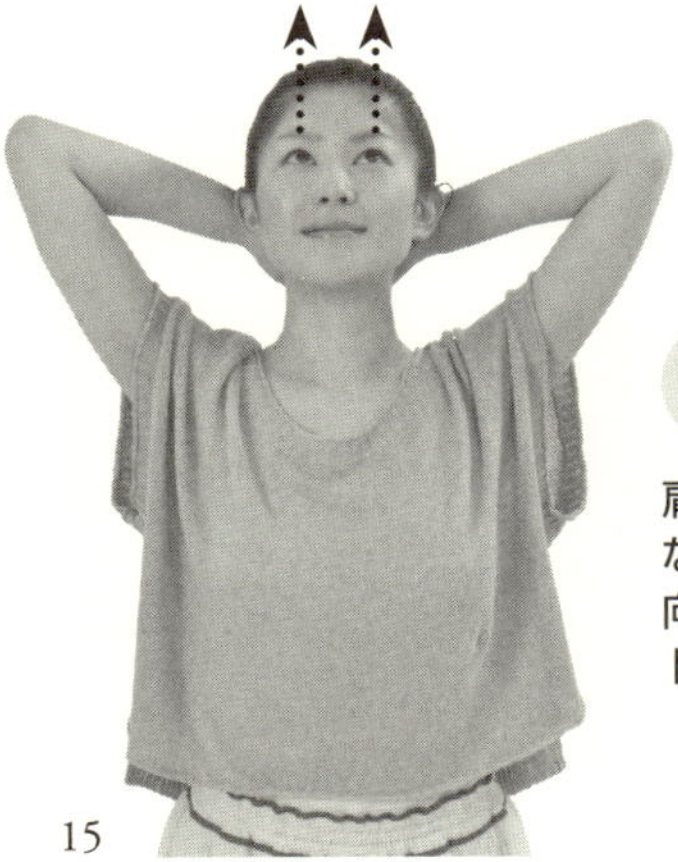

4 顔と目線を上に向ける

肩の高さは変えずに、息を吸いながら顔と目をできるだけ上に向ける。息を吐きながらスタートの姿勢に戻る

脳と目はつながっている。目を動かして脳に刺激を送り、視力をアップさせる

山口康三

白内障や緑内障、加齢黄斑変性、糖尿病網膜症といった加齢によって引き起こされる眼病は、過食によって肥満になり、血液中の脂肪が増えすぎる脂質異常症や、血糖値の高い状態が続く糖尿病など、生活習慣病も引き金の一つになっています。言い換えれば、眼病にかかるということは、血液がドロドロで、血流の悪い状態が続いているということです。

血液は、体のすみずみまで酸素や栄養素を運んでくれます。もちろん目にも。ところが血流が悪いと、十分な酸素や栄養素が目に届かなくなるため、眼病をはじめとするトラブルが現れます。つまり、眼病を治すためには、生活習慣を見直し、血液をサラサラにすることが大切なのです。

また、脳の血流を上げて脳を活性化させることで、目にとってよい効果がもたらされることが期待できます。

目は、脳の一部が飛び出してできた器官だといわれています。そのため、脳と目には、密接なつながりがあります。また、眼球運動に欠かせない目の周辺の筋肉（外眼筋《がいがんきん》）は脳と視神経でつながっています。ですから、目を通じて脳を刺激し、脳の血流を上げれば、目の血流も上がり、眼病の改善に期待ができるというわけです。18～21ページに載せた「ギザギザトレーニング」や「なぞって迷路」などは、目を動かしながら脳を働かせるトレーニングです。楽しみながらやってみてください。ただし、やりすぎは目を疲れさせてしまうので禁物です。また、網膜はく離の疑いのある人など、目を休めなければならない人は行わないようにしましょう。

眼球のしくみ

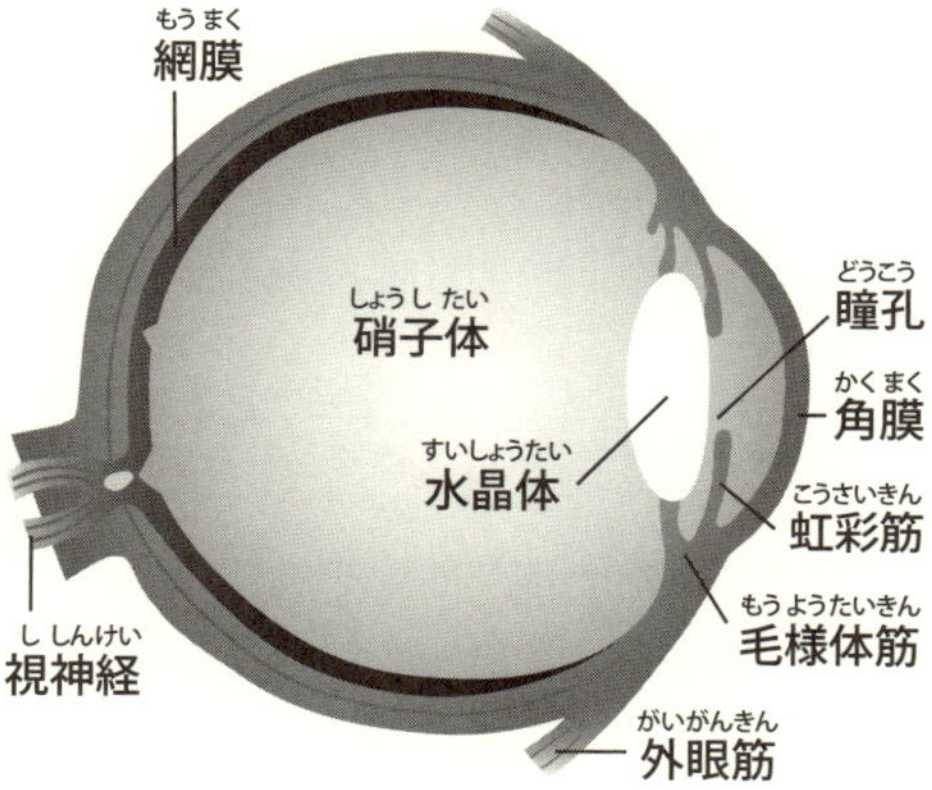

「ギザギザトレーニング」の使い方

下の「ギザギザトレーニング」を、200%に拡大コピーして使ってください。

1 顔から30～50㎝離して、顔は動かさないように①から⑫までの数字を順に目で追っていく

2 左右に、横にして上下に、各10秒間を目標にして、朝晩2回ずつを目安に行う

3 慣れてきたら、なるべく速く視線を動かす。逆方向から目で追ってみたり、紙の向きを斜めにしたりしてもよい

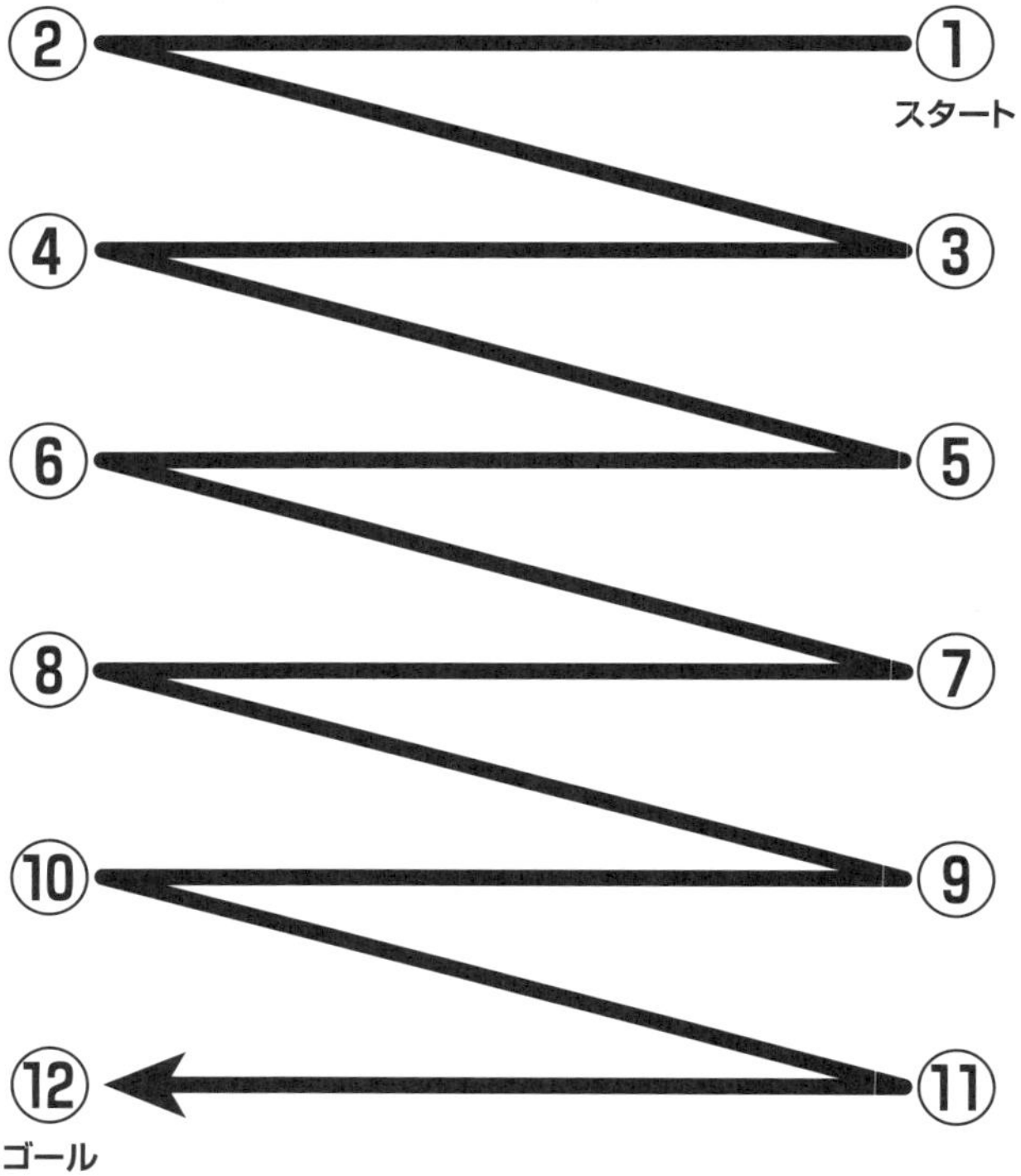

「ぐるぐるトレーニング」の使い方

下の「ぐるぐるトレーニング」を、200%に拡大コピーして使ってください。

1 顔から30～50㎝離して、顔は動かさないようにスタートからゴールまでの線を目で追っていく

2 10秒間で終わるのを目標にして、朝晩2回ずつを目安に行う

3 慣れてきたら、なるべく速く視線を動かす。逆方向から目で追ってみてもよい

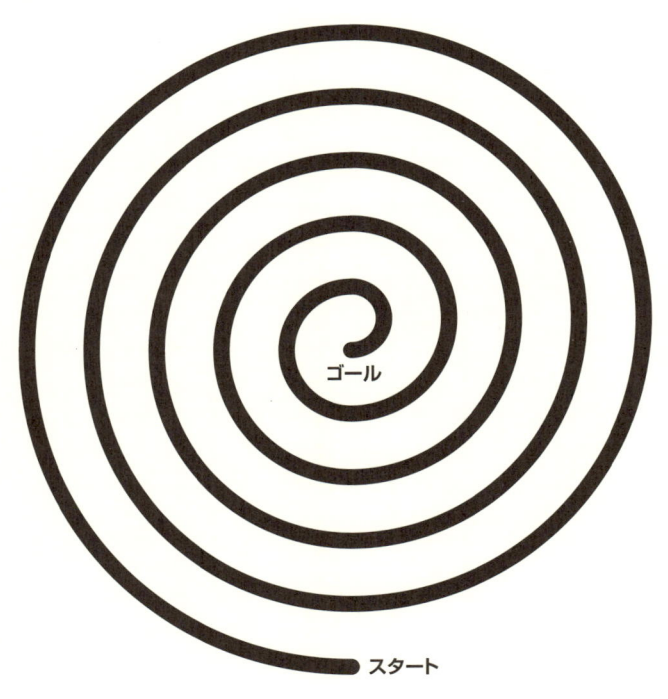

「なぞって迷路①」の使い方

「なぞって迷路①」は、実線の上を目でたどるものです。スタート（上下どちらから始めてもかまいません）から線の上をたどって、もう一つのスタートをゴールとして目指します。目標時間は30秒。下の「なぞって迷路①」を、200%に拡大コピーして使ってください。

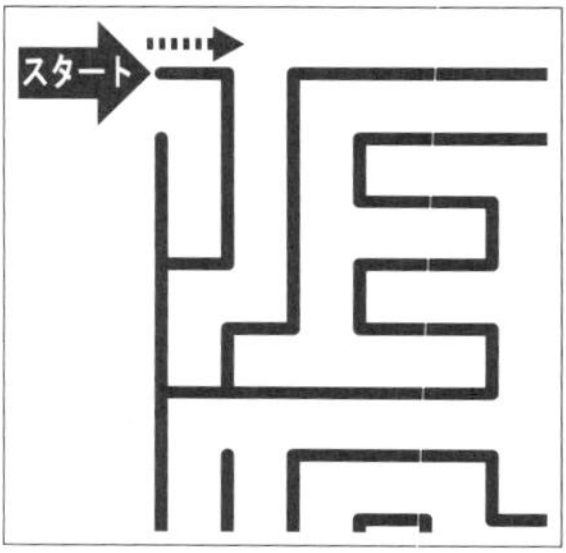

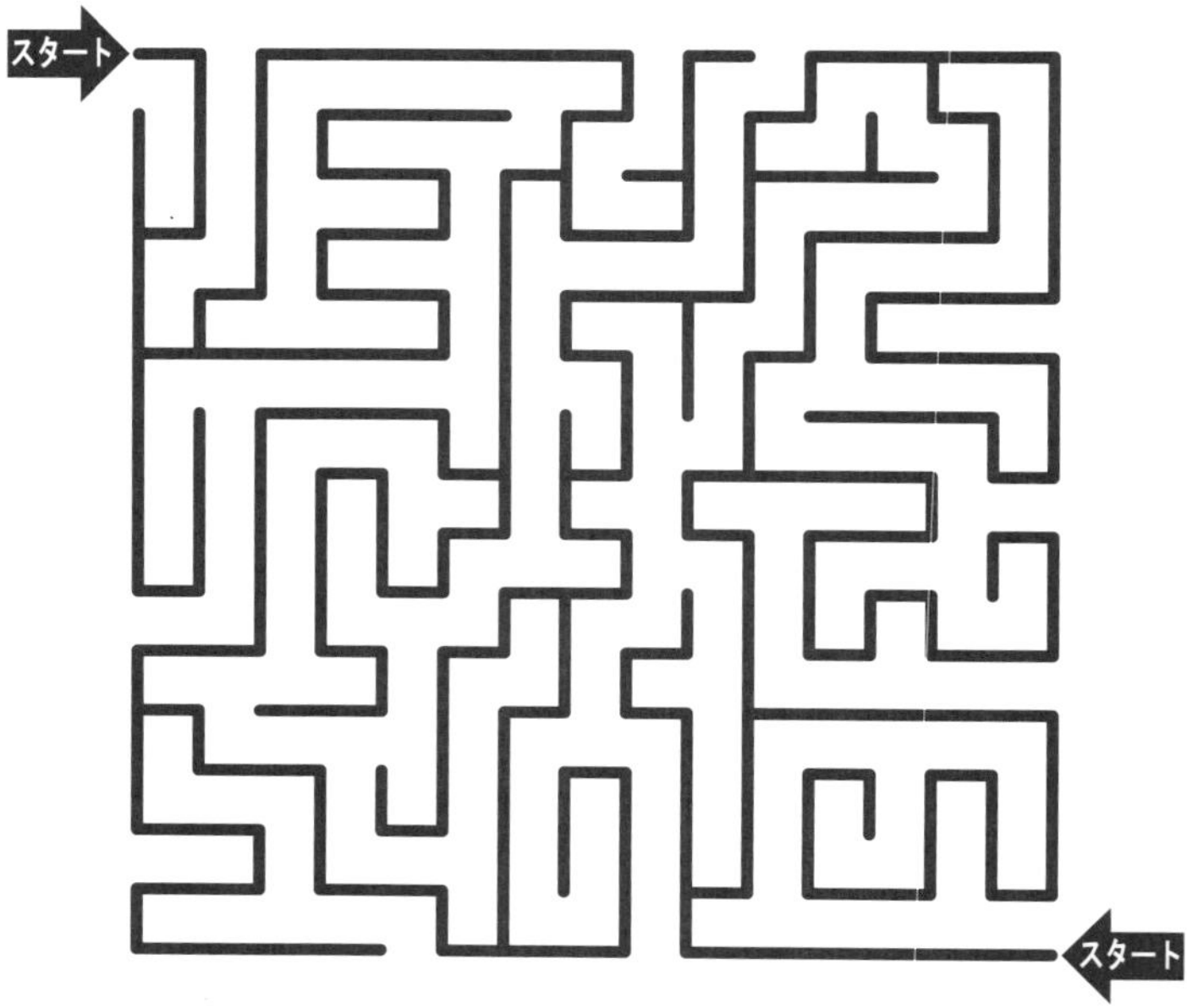

＊正解は22ページ

「なぞって迷路②」の使い方

「なぞって迷路②」は、実線の上を目でたどるものです。スタート（上下どちらから始めてもかまいません）から線の上をたどって、もう一つのスタートをゴールとして目指します。目標時間は40秒。下の「なぞって迷路②」を、200%に拡大コピーして使ってください。

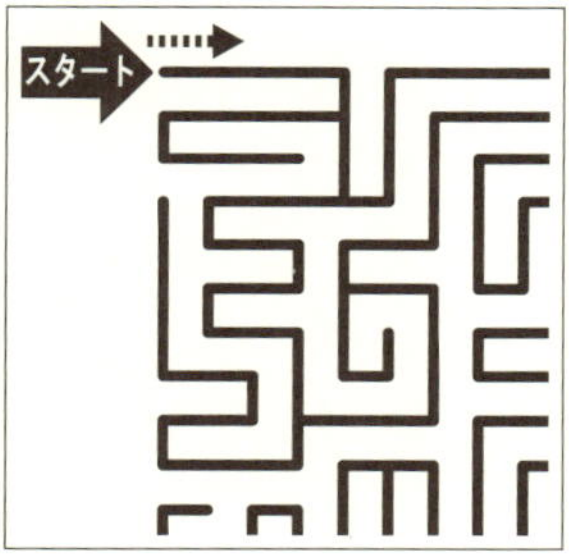

＊正解は22ページ

「なぞって迷路」の正解

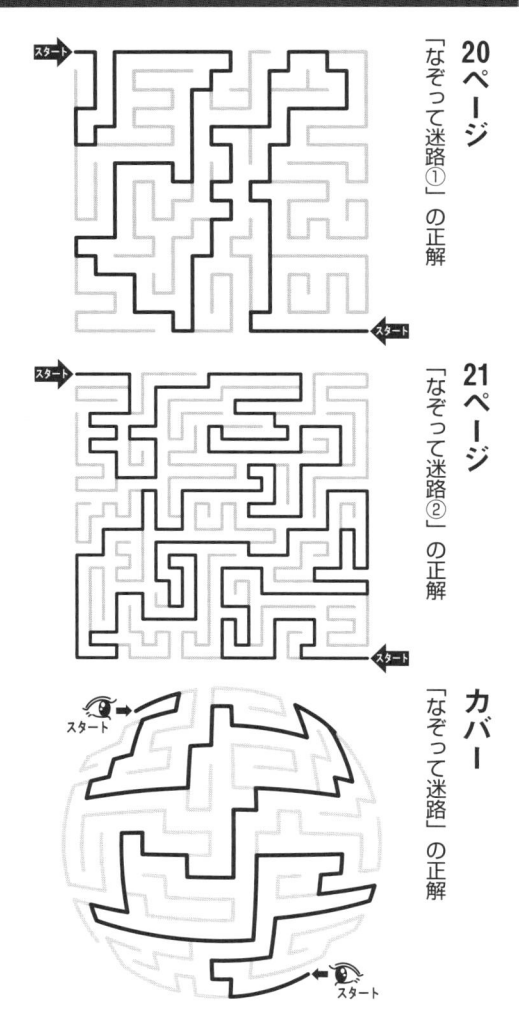

20ページ

「なぞって迷路①」の正解

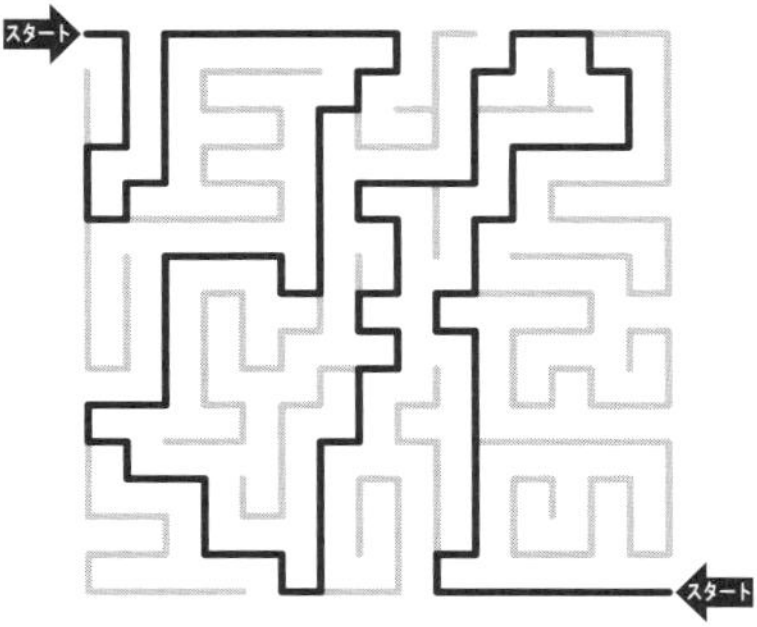

21ページ

「なぞって迷路②」の正解

カバー

「なぞって迷路」の正解

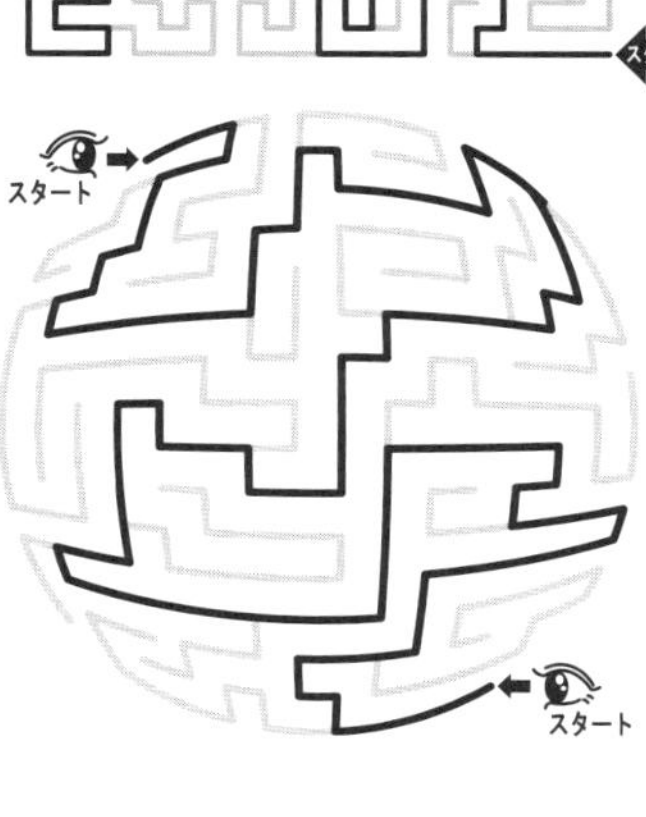

第2章

知って納得！ 目の病気の基礎知識と眼病をよくする生活術

二本松眼科病院院長
宇多重員《うだしげかず》

井上眼科病院院長
井上賢治

清澤眼科医院院長
清澤源弘

真清クリニック院長
日比野久美子

中目黒眼科院長
杉本由佳

グリーンリーフ治療室院長・中医師
高野耕造

回生眼科院長
山口康三

クイーンズ・アイ・クリニック院長
荒井宏幸

マハリシ南青山プライムクリニック院長
蓮村 誠

「白内障」の原因は、圧倒的に加齢。糖尿病や紫外線がリスクを高める！

宇多重員

白内障、緑内障、加齢黄斑変性など目の病気はさまざまですが、患者数が圧倒的に多いのは白内障です。目の中でレンズの役割をする水晶体はもともと透明で、光を通すようにできています。しかし、白内障になると水晶体が白く濁り、視界がかすんだり、白くぼやけたりしてよく見えなくなってしまうのです。

水晶体が白く濁ってしまう原因は諸説あります。水晶体はクリスタリンと呼ばれるたんぱく質でできており、全身の細胞と同じように日々代謝を繰り返しています。このたんぱく質が年をとることで変性し、透明性を保てなくなってしまうのです。

残念なことに、ほとんどの人は両目とも白内障にかかります。「私は片目だけしかなっていない」と言う人も、進行の差があるだけで、時間がたつと、結局もう片方の目も白内障になってしまうのです。

白内障になるリスクが高いのは、糖尿病やアトピー性皮膚炎の人、ステロイド剤を長期的に使用している人、喫煙者や紫外線をたくさん浴びている人などです。特に糖尿病やアトピー性皮膚炎になると発症の年齢が早くなり、その進行も速くなります。極端な例だと、20才くらいで発症する人もいるほどです。

紫外線は生まれてからどれだけ浴びてきたか積算量で考えます。例えば子どものころは外で一日中運動をし、大人になったら屋外の仕事につき、休日は山や海で遊んで真っ黒……という人は、そうでない人よりも白内障のリスクが高いでしょう。

白内障の人の水晶体

健康な目

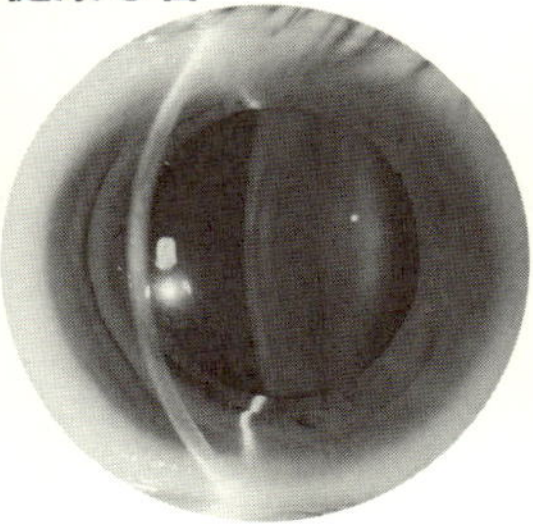

細い光を当て、顕微鏡で直接水晶体の混濁を観察

初期

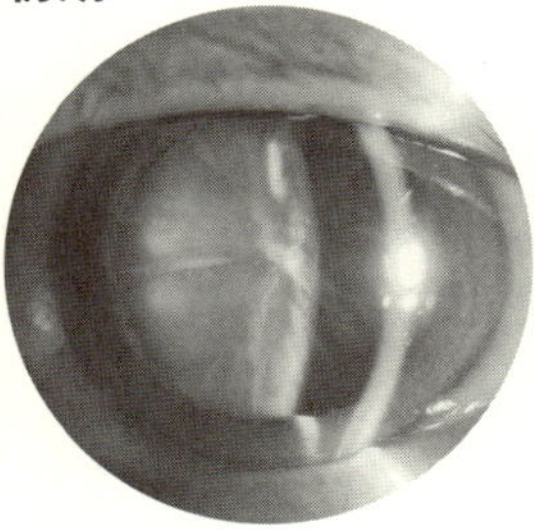

明らかに水晶体が白濁しているのがわかる

進行期

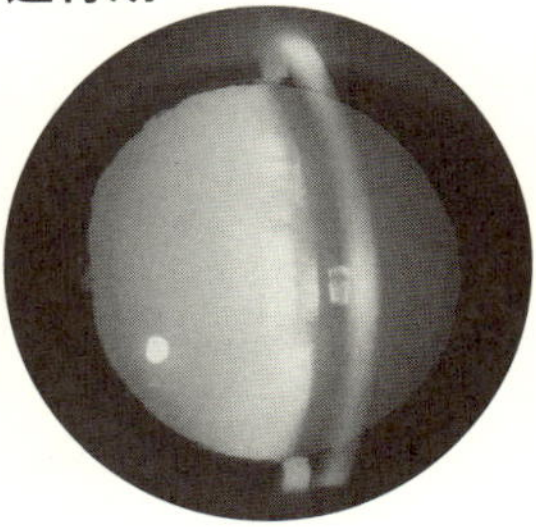

進行期になると、さらに白濁は濃くなる

白内障かどうかをチェック！白内障の予防には栄養バランスのとれた食生活を

宇多重員

白内障を予防する手立てはあるのでしょうか。私が患者さんにすすめているのは、紫外線をカットするサングラスをかける、タバコをやめる、栄養バランスのよい食事をとるということです。

紫外線やタバコと白内障の因果関係は研究によって実証されています。また、確たる証拠はないのですが、患者さんの傾向として、栄養バランスが悪い人は、よい人に比べて白内障になりやすいということがわかっています。それに、栄養バランスがよければ骨粗しょう症や高血圧、糖尿病などさまざまな病気を予防することができます。

ほかに、ストレスを軽減するのも有効です。心と体、両方の面から健康を保ち、白内障に悩まされずに楽しい毎日を過ごしてほしいものです。まずは、左のチェックリストで、白内障かどうかを調べてみましょう。

白内障の自己チェックリスト

1 天気がいいとまぶしく感じる。特に逆光がまぶしい □

2 まわりがよく見えず、車の運転に支障が出る □

3 両目では平気なのに、片目で見ると二重三重に見える □

4 度が合っているメガネをかけても目がかすみ、視界がぼんやりして見えない □

5 糖尿病である、またはアトピー性皮膚炎である □

6 今まで見えていた遠くの物が見えにくい □

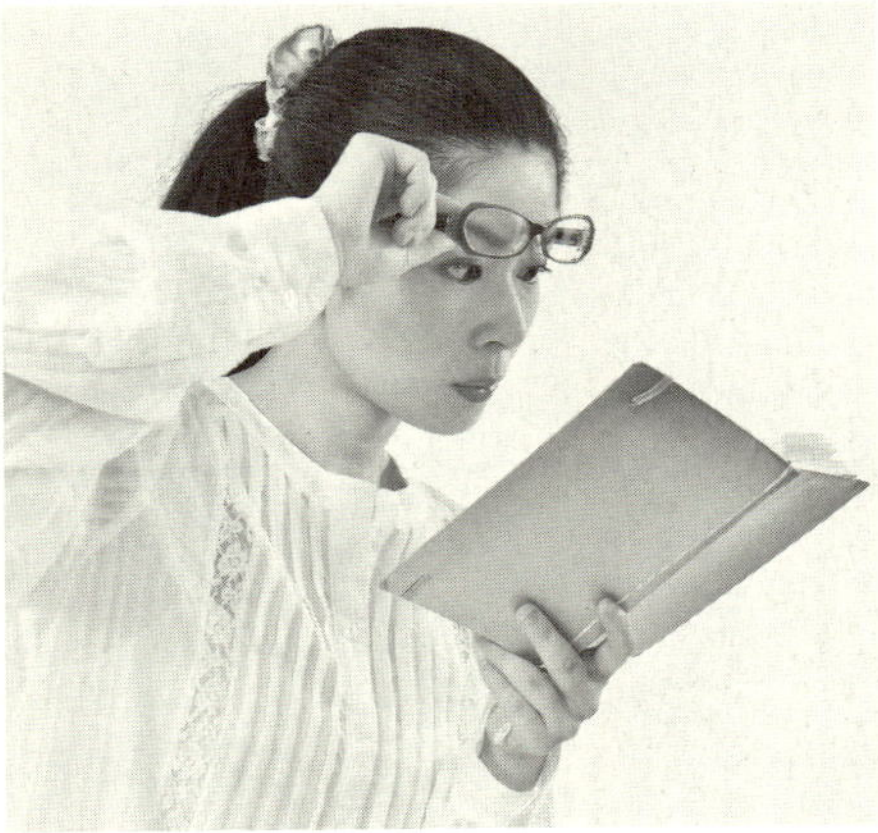

あてはまる項目が多ければ多いほど、白内障の可能性は高いかも。しつこいかすみ目や突然の視力低下など、気になる症状が出てきたら、すみやかに受診することをおすすめします

日本人の失明原因第1位！ 40才以上の20人に1人がかかるとされる「緑内障」

井上賢治

近年の日本における失明の原因第1位は緑内障です。現在、緑内障患者は40才以上の5％にものぼります。

緑内障とは眼圧（眼球内の圧力）が上がり、視神経に障害が起こり、徐々に視野が狭くなる病気です。眼圧の正常値は10～21ミリですが、その数値を一定に保つため、眼球の中は「房水」という液体で満たされています。この房水を静脈に排出することで眼圧を安定させているのですが、何らかの原因で房水が排出されずに眼圧が高くなると、視神経を圧迫して障害を起こしてしまいます。

緑内障にはいろいろなタイプがありますが、大半が原因不明の「原発開放隅角《ぐうかく》緑内障」や「原発閉塞隅角緑内障」です。前者は房水の出口である隅角は開放されていますが、排出部分の線《せん》維《い》柱帯《ちゅうたい》が目詰まりして、後者は、隅角が狭くなって房水が排出されにくくなり、眼圧が上昇するのです。

緑内障の人の見え方

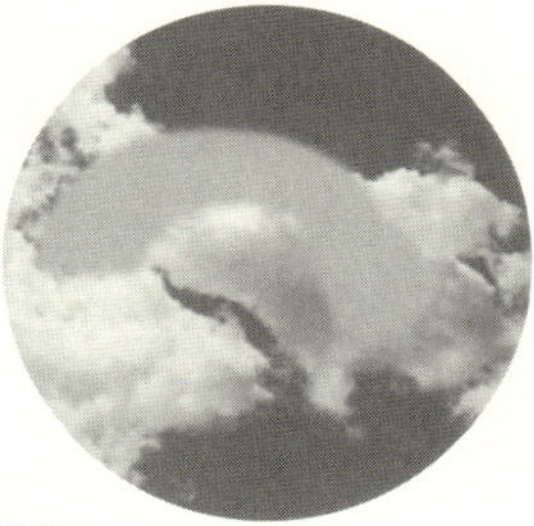

初期
視野が欠けていても、欠けていることに気づかないことが多い

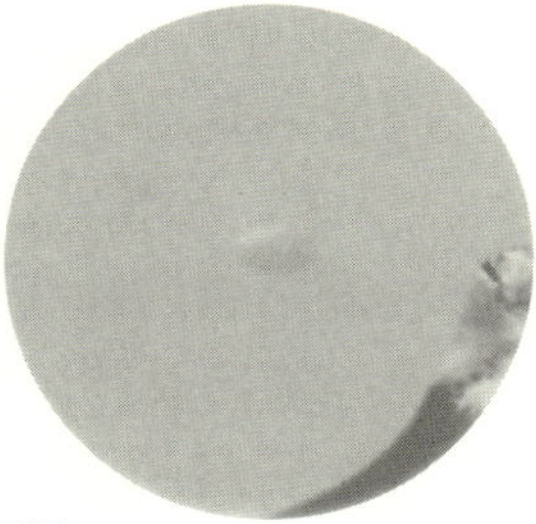

末期
視野狭窄が進行。歩いていて人や物にぶつかるなど、日常生活に支障をきたす

緑内障の怖いところは、初期には自覚症状がまったくないうえに進行が遅く、視野も徐々に狭くなるため、気がついたときにはかなり進行しているという点にあります。一度障害の起こった視神経は元に戻すことができませんから、放っておくと最終的に視力は低下し、さらに進行すると失明することもあるのです。リスクが高いのは、家族に緑内障の患者がいる人や強度の近視の人、冷え症の人などが挙げられます。

また、眼圧は正常なのに緑内障を発症する「正常眼圧緑内障」（ＮＴＧ）もあります。眼圧が正常なタイプの緑内障はほかのタイプよりも失明のリスクが高いことが最近わかってきたので、注意が必要です。

眼圧が正常でも油断禁物。日本人の緑内障の約6割は、高くない眼圧でも発症している

清澤源弘

早期発見、早期治療が大事な緑内障ですが、いくつかの種類があります。

まず、原発開放隅角緑内障からお話をします。左ページの左の図を見てください。房水の出口である線維柱帯が徐々に目詰まりし、房水の流れが悪くなって眼圧が上昇していきます。ゆっくりと進行していくのが特徴で、慢性緑内障の典型的なパターンだといえます。また、原発開放隅角緑内障は眼圧が上がるのが特徴です。ただし、原発開放隅角緑内障の病態でありながら、眼圧が正常範囲（10～21ミリ）のものもあります。これを正常眼圧緑内障といいます。

10年ほど前、緑内障のうち約6割は眼圧が高くなかったという調査報告がありました。

なぜ眼圧が正常範囲であるにもかかわらず、緑内障になってしまうのか。それは人によって、眼球に適した眼圧が違うからだと説明されています。医学的には正常

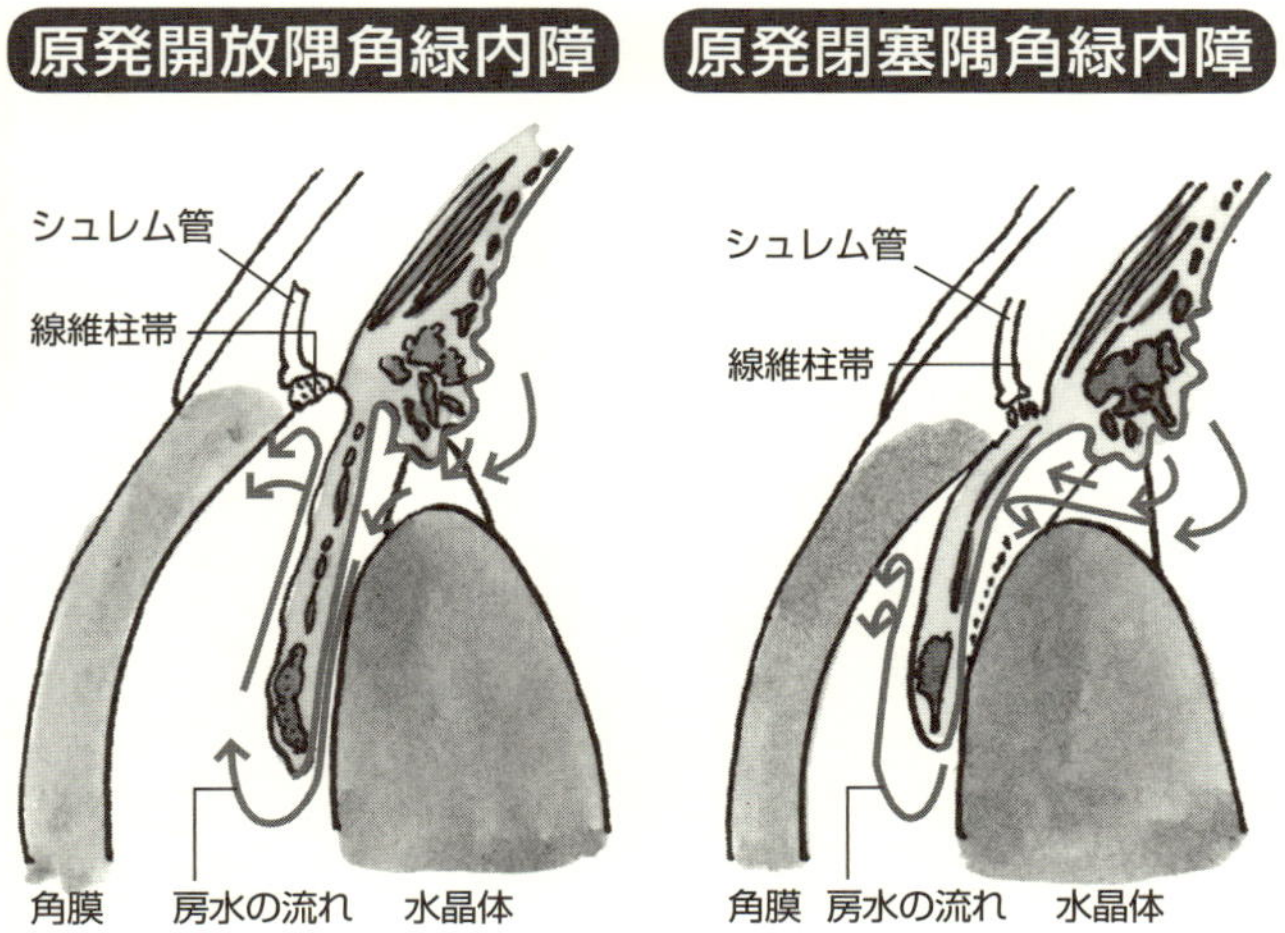

範囲であっても、その人にとっては高い眼圧だと、視神経が壊されていってしまうのです。

原発閉塞隅角緑内障は、上の右の図になります。これは、隅角が狭くなってふさがり、房水の流れが妨げられることが原因で、眼圧が上昇するタイプです。慢性型と急性型があります。急性の場合は突然眼圧が高くなり、激しい目の痛みや充血、目のかすみ、頭痛、吐き気などの症状が起こります。吐き気が強い場合は内科を受診する人もいるので注意が必要です。緑内障は大変気づきにくいので、40才を過ぎたら年に1度は目の定期検診が必要だと思います。

緑内障は、早期発見・早期治療がカギ。片目ずつ見え方を確認すると発見しやすい

井上賢治

緑内障で一番大切なのは、何といっても早期発見・早期治療です。緑内障は視野が欠けてくる病気なので、自覚症状がなくても、ときどき片目ずつ見え方を確認しましょう。

もし視野の一部が欠けていても、両目で見るときは、お互いがお互いの見えない部分を補おうとするので、視野が欠けていることに気づきません。しかし、片目ずつで見ると、欠けていることに気がつきます。

そして、年に1度は検査を受けてください。そこでもし、緑内障であることがわかったなら、すぐ眼科を受診しましょう。

緑内障の治療法は、薬やレーザー治療、手術などですが、ほとんどの場合は点眼薬になります。ただ、緑内障はそもそも自覚症状があまりありません。そのため、点眼薬をさしていても、症状が改善しているかどうか、薬の効果も実感しにくいと

カレンダーでできる緑内障チェック法

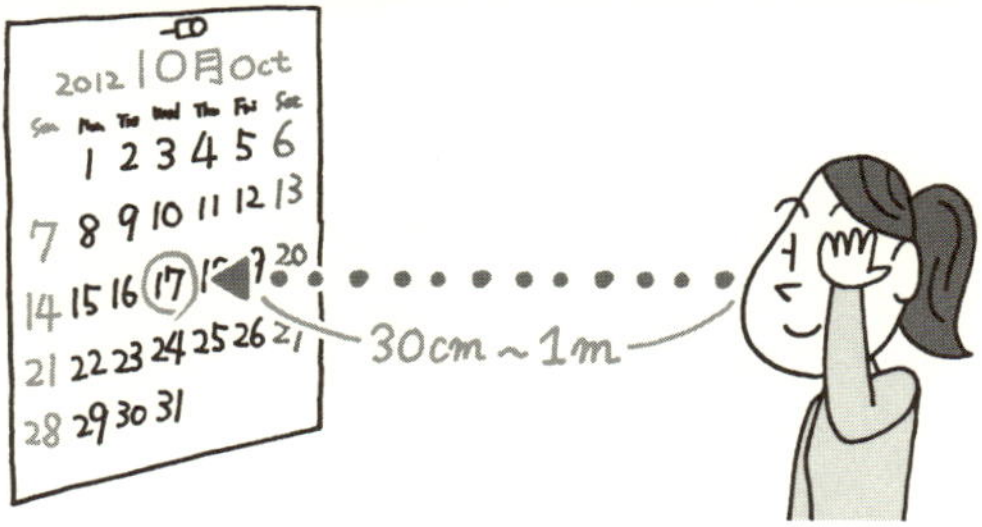

1. 1カ月単位の大きいカレンダーを用意し、カレンダーの中央の数字に印をつける
2. カレンダーから30㎝～ 1m離れ、片目ずつ印を見る
3. 中央の印から目線を離さず、見えない数字や欠けている部分がないかを確かめる

いう欠点があります。しかし、実感がないからといって途中でやめてしまわず、根気よく治療を続けてください。

また、眼圧を上げない生活をすることも大切です。

眼圧は一定ではなく、常に変動しています。血流をよくして十分に睡眠をとり、ストレスをためないようにしたり、適度に汗をかく運動をしたりして、眼圧を下げましょう。

病院で適切な治療を受けるとともに、生活習慣を改善して、失明することなく緑内障と上手にお付き合いしてください。

緑内障の自己チェックリスト

1	片目ずつで同じ物を見たとき、一部が欠けている	□
2	家族や親戚に緑内障患者がいる	□
3	階段でつまずいたり、コップの水をこぼしたりすることがよくある	□
4	健康診断などで眼圧が高いと言われたことがある	□
5	片頭痛がよく起こる	□
6	低血圧で、血液の循環が悪く、冷え症である	□
7	もともと強度の近視である	□

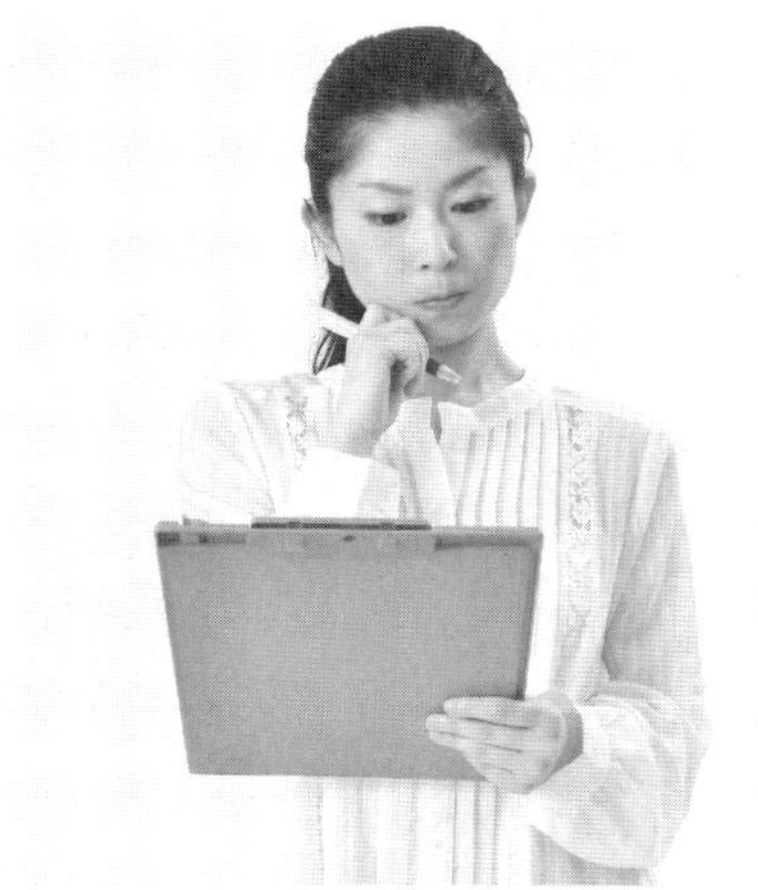

かなり進行するまでなかなか自覚がないのが緑内障の怖いところ。生活習慣の改善で進行を食い止めることもできますが、チェックリストであやしい項目があったら、一度眼科を受診しましょう

物がゆがんで見え、視野も欠ける「加齢黄斑変性」を防ぐには、生活改善が有効

井上賢治

加齢黄斑変性がどんな病気かご存じですか。日本では白内障や緑内障、糖尿病網膜症などが多いので、加齢黄斑変性と言われてもピンとこないかもしれません。

しかし、欧米では成人の失明原因の第1位にもなるほど患者が多く、生活が欧米化し、高齢化が著しい日本でも急増しています。さらに近年では、失明原因の第4位にもなるほどの病気なのです。

黄斑とは、目で見た物を映す網膜の中心にあり、物を見るうえで非常に大切な部分です。この黄斑に何らかの障害が生じ、見たい部分がゆがんだり、黒く見えない部分ができたり、さらに進んでくると、色がわからなくなるのが加齢黄斑変性です。

加齢黄斑変性は、加齢によって老廃物が蓄積して徐々に網膜が萎縮《いしゅく》する「萎縮型」と、黄斑に新生血管ができ、むくみや出血を起こす「滲出型《しんしゅつがた》」の2種類があります。

加齢黄斑変性の人の見え方

正常な人の場合、視界がクリアでゆがみや視野欠損もなく、鮮明に見える

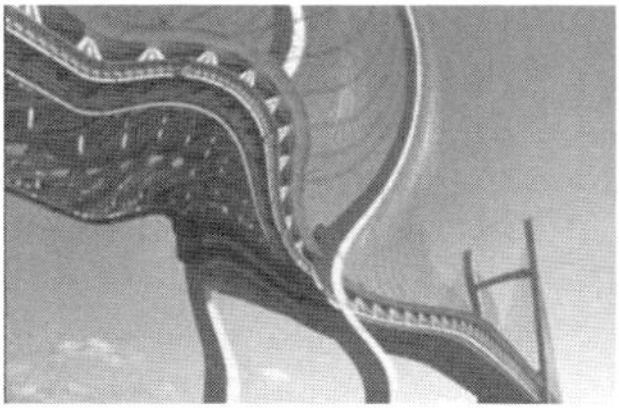

初期

網膜の下に液体がたまったり、腫れたりして網膜がゆがむため、視界はゆがんで見える

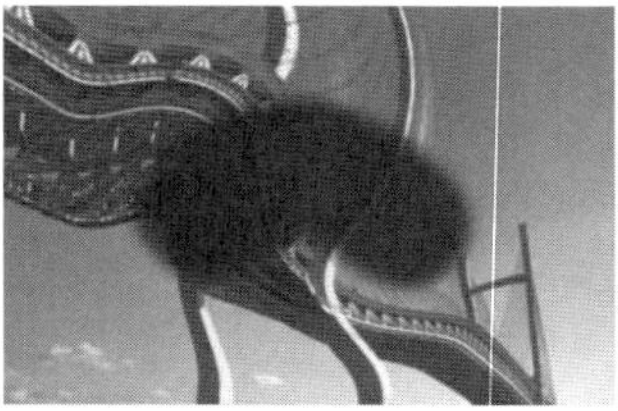

進行期

真ん中が見えなくなり、視力が低下する。さらに進行すると、字を読むことや車の運転が困難に

先ほども述べたように、網膜は目で見た物を映す部分なので、網膜が萎縮してしまうと見ているものもゆがんで見えますし、出血などで障害が起こるとよく見えなくなります。ちなみに萎縮型よりも滲出型のほうが症状の進行が速く、視力低下も重症なことが多いようです。

初期は緑内障と同様、自覚症状がほとんどないのも厄介なところ。片目がゆがんで見えても、正常なほうの目がゆがみを補正してしまうため、なかなか気づくことができないのです。

一度傷んでしまった黄斑は元には戻せません。加齢黄斑変性になる前に、予防することが重要です。

加齢黄斑変性かどうかをチェック！偏食や喫煙が発症のリスクを上げる

井上賢治

加齢黄斑変性を発症するリスクが高いのは、高齢者をはじめ、タバコを吸ったり、紫外線を多く浴びたりしている人、偏食の人だといわれています。また、ストレス過剰の人もなりやすいため、ストレスなどで誘発される活性酸素も原因になるのでは、という見方もあります。

ですから進行を止めたり予防したりするには、不摂生を控えてバランスのよい食事をし、適度にストレスを解消することが必要です。

さらに、抗酸化ビタミン（ビタミンＣやＥ）や亜鉛などを含む食品やサプリメントをとることも、加齢黄斑変性の予防や改善に効果があるというアメリカでの研究報告もあります。

次ページに載せたチェックリストや本書を参考に生活を改善して、予防に努めましょう。

アムスラーチャートで見え方をチェック

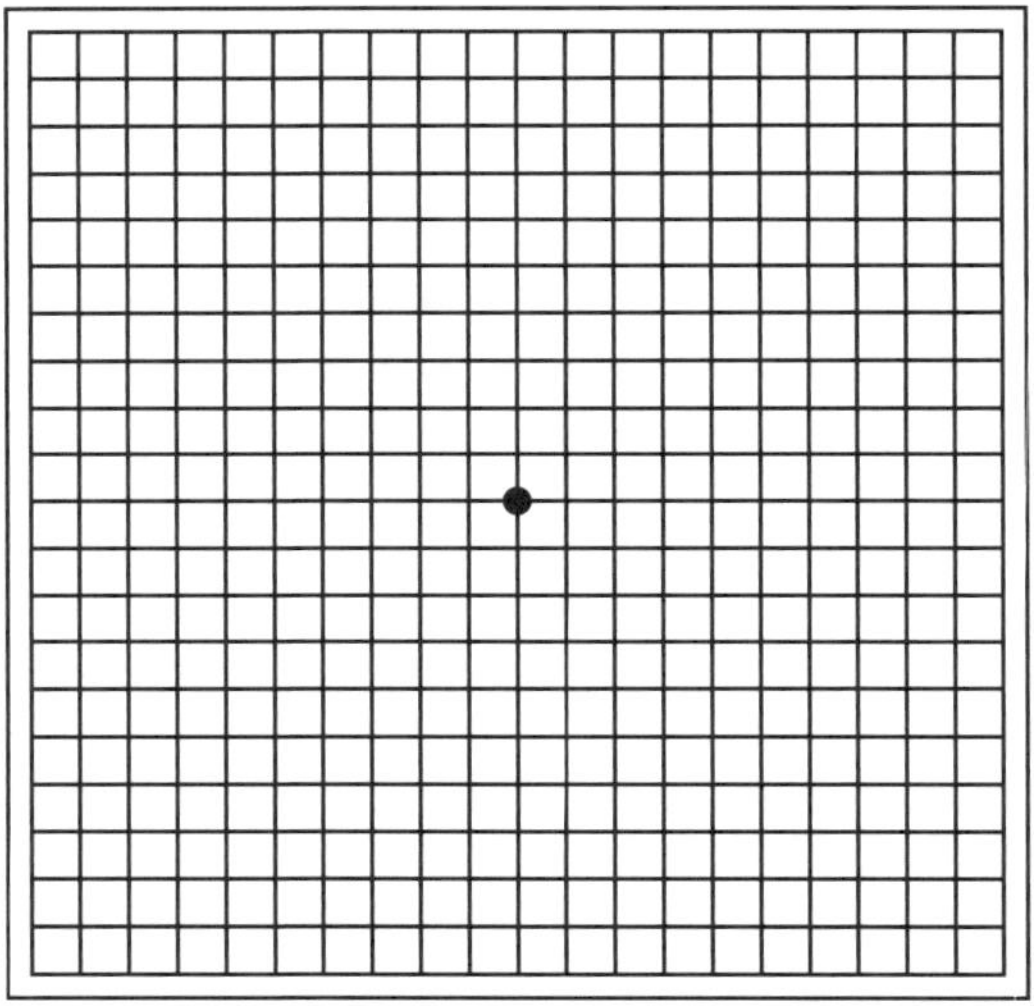

1 目から20～30㎝離して、上の図（アムスラーチャート）の中央の点を片目で見る

2 縦、横の線が真っ直ぐに見えれば、異常なし（乱視がある人は、若干ゆがんで見える場合があります）

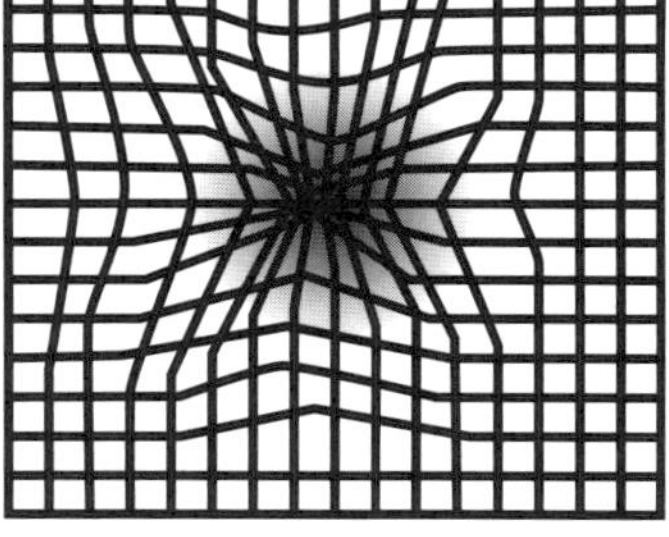

こんなふうに見えたら注意！

明らかに線がゆがんだり、曲がって見えたり、一部が欠けている場合は加齢黄斑変性の可能性がある

加齢黄斑変性の自己チェックリスト

1	見ようとする物がゆがんで見える	□
2	見たい部分がぼやけている	□
3	視界の真ん中が見えず、欠けている	□
4	最近、急に視力が落ちてきた	□
5	視界が不鮮明に見える	□
6	今までたくさん紫外線を浴び、タバコも吸ってきた	□
7	野菜が嫌いで肉ばかり食べている	□

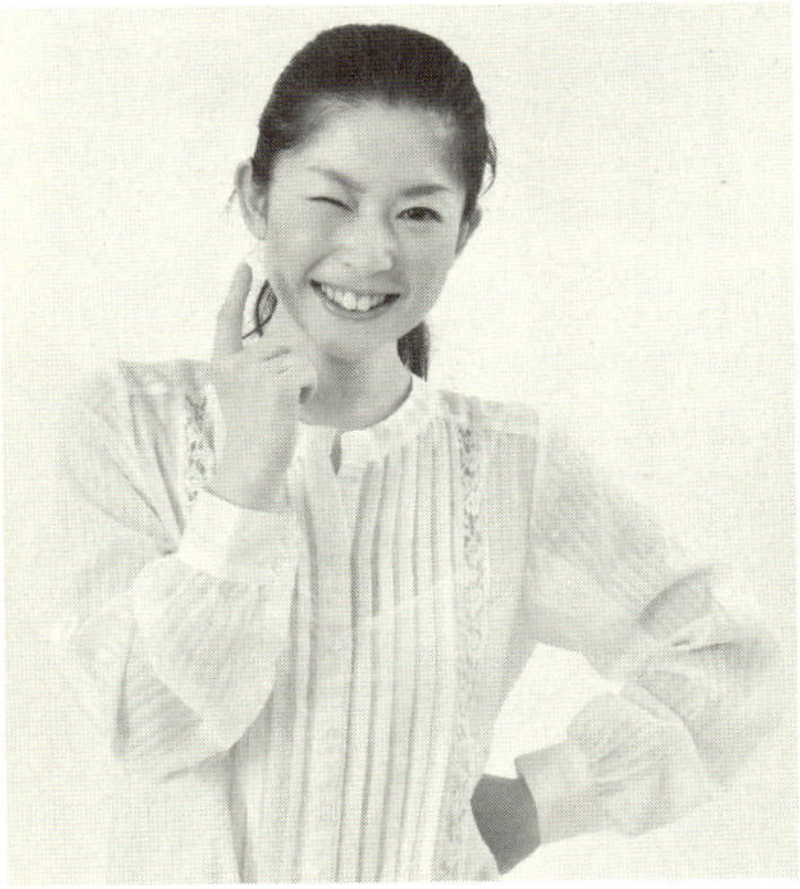

失明の危険もある目の病気。しかし、病気を怖がるだけでなく、チェックリストで自分の目の状態を見極めて日々の生活習慣に気をつければ、発症や症状の進行を抑えることができるはずです！

糖尿病を発症してから7～10年かけて「糖尿病網膜症」は現れる

日比野久美子

健康診断で高血糖を指摘されたり、内科で糖尿病と診断されたりした人で、眼科を受診していない人は、すぐに受診するようにしてください。自覚症状がなくても、目の合併症である「糖尿病網膜症」が始まっている可能性があるからです。糖尿病網膜症は、緑内障に次いで、日本人の視覚障害の原因の2位に位置しています。年間3000人もの人が、失明を含めた視力障害を起こしているといわれています。

一般に網膜症は、糖尿病を発症してから、7～10年くらいかけて起こります。会社員などで健康診断を毎年受けている人は、いつごろ発症したかがわかりますが、自営業の人や主婦の中には、定期的に健康診断を受けていない人がいます。

こうした人は糖尿病の自覚症状の一つである「のどの渇き」などが現れて、初めて糖尿病に気づきます。つまり、それまでに何年も高血糖を放置していた可能性があるのです。

最終段階になるまで自覚症状がなく、治療が遅れれば視力を失うことも

いつ発症したかわからないので、かなり症状が進行してから、ようやく眼科を受診します。そこまで進んでしまうと、失明に近い視力障害に陥ることも珍しくありません。

このような人は、糖尿病を発症してから15〜20年放置していたのではないかと思われます。私のクリニックにも、そんな患者さんが多くいらっしゃいます。

糖尿病網膜症で視力を失った人には、①糖尿病をそれほど怖い病気だと思っていなかった、②目が悪くなることを知らなかった、③目が悪くなることは知っていたが自覚症状がなかったので眼科を受診しなかった、あるいは眼科を受診したが症状がないので中断した、④内科を受診していたので大丈夫だと思っていた、といった共通点が見受けられます。

ですから、糖尿病なのにまだ目の検査を受けていない人は、ただちに眼科を受診してください。糖尿病網膜症には、血糖コントロールなど本人がやらなければならないことと、眼科医との二人三脚で治療を進めないといけないことがあります。

「糖尿病網膜症」は、硝子体出血や網膜はく離が起こり、視力低下や失明を招く病気

日比野久美子

糖尿病で血糖コントロールがうまくいかず、高血糖が長く続くと、網膜に酸素や栄養素を供給している毛細血管が傷つけられ、網膜組織にさまざまな障害が起こります。その障害の進行程度によって、次の3つの段階に分かれます。

■単純網膜症

単純網膜症は、病変が網膜組織の内部にとどまっている段階です。毛細血管はもろくなっていて、眼底検査を行うと、点状および斑状の出血が起こっています。また血管がコブのように盛り上がった毛細血管瘤《りゅう》、脂肪やたんぱく質が沈着した硬性白斑、血管が詰まってできる軟性白斑といった、シミのようなものが網膜に現れます。しかし単純網膜症では、黄斑部が障害されない限り、自覚症状は現れません。

■増殖前網膜症

増殖前網膜症は、病変が網膜の表面にまで進行してきた状態です。眼底を調べる

と、血管が詰まってできる軟性白斑が多く見られるようになります。また血管が詰まり、酸素欠乏になった部分も見られます。さらに静脈が異常に腫れて、毛細血管の形が不規則になってきます。この段階でも、明らかな自覚症状はありません。

■**増殖網膜症**

増殖網膜症は、新しい血管（新生血管）が次々と増殖するようになった状態です。網膜症が進むと、血管が詰まり、網膜に酸素を送り届けることができなくなります。その代わりに新生血管が作られるのですが、この血管は非常にもろく、ちょっとした衝撃ですぐ出血してしまうのです。

新生血管は網膜だけでなく、硝子体に向かっても伸びていきます。そのため、新生血管の壁が破れると、硝子体で出血が起こることがあります。これを硝子体出血といいます。さらに硝子体と網膜が癒着《ゆちゃく》し、それが硝子体に引っ張られて、網膜が剥がれることがあります。これが網膜はく離です。この段階になると、視力が極端に低下したり、視野の中を黒いものがチラついて見えたり、物がブレて見える、といった自覚症状が現れます。また、失明の危険性も高まります。

糖尿病網膜症を防ぐには、血糖コントロールが大事。3つの習慣で血糖値を下げる！

日比野久美子

糖尿病の合併症を防ぐために、一番大事なことは血糖コントロールです。これは、糖尿病網膜症の場合も同じ。ただし、強力な薬などで短期間に血糖値を下げると、網膜症が悪化する場合があるので、食事や運動によるマイルドな血糖コントロールが基本となります。そこで、今日から始められる3つの習慣を紹介します。

■3食きちんと食べ、食事を抜かない

食事療法を正しく行うには、内科の先生や栄養士の指導を受けることが前提ですが、血糖値を下げるために、自分でできることがあります。それは、食事は3食に分けて、決まった時間に食べるということ。糖尿病で肥満の人は、早く体重を減らそうとして、食事を抜くなど、極端なダイエットに走る傾向があります。空腹を我慢して血糖値が下がっているときに、あわてて食事をすると、血糖値が急上昇します。また、空腹感が強いときの食事は、ドカ食いや食べすぎの原因になります。

■お酒をやめる

糖尿病網膜症を防ぎたいと思うなら、お酒はきっぱりやめましょう。内科の先生でも、アルコールについては解釈が異なるようですが、お酒にもカロリーがありますから、飲めばその分だけ血糖値が上がります。

それだけでなく、お酒には食欲増進作用があるので、ついつい食べすぎてしまいます。また、酔って自制がきかなくなるため、これも食べすぎにつながります。そうしたことから、私は患者さんに禁酒をすすめています。

■ダラダラ生活を改める

現代はとても便利な時代ですが、それにかまけて横着にならないようにしてほしいのです。家の中で体をこまめに動かす習慣をつけることは、特別な運動より大事です。

こうした習慣が身につけば、外出時もエスカレーターを使わずに階段を上るとか、バス停２～３つ分の距離を歩くといったことが、つらくなくなってきます。それによって、ウォーキングなどの運動の習慣も身につきます。まずはダラダラ生活を改める、そこから始めてください。

糖尿病網膜症を防ぐ食事療法のコツは、野菜から食べ始め、よく噛むこと！

日比野久美子

糖尿病の合併症は、血糖コントロールが悪い人ほど起こりやすいもの。そのため、長期にわたって高血糖を抑えることが、糖尿病網膜症の予防や進行を防ぐことにつながります。そこで、食事療法を長続きさせる3つのコツを紹介します。

■野菜から食べる

まず食べる順番ですが、野菜から先に食べることがポイントです。野菜は低カロリーなので、そうした食品で、ある程度お腹をいっぱいにしておけば、カロリーが高く、糖質の多いおかずやご飯などの量が少なくてすみます。

■硬いものを食べる

次に食事はゆっくり、よく噛んで食べることが大切です。ゆっくり、よく噛んで食べれば、少しずつ血糖値が上がっていくので、それほど量を食べなくても、お腹がいっぱいになってきます。

とはいえ、早食いの習慣がある人は、ゆっくり食べようとしても、ついつい早食いしてしまいます。それを改めるコツが、歯ごたえのある食品をメニューに加えることです。なかでもゴボウやレンコン、ニンジンなどの根菜類は、噛みごたえがあるので、急いで食べることができません。こうしたものを食事に取り入れることによって、ゆっくり食べられるようになります。

■多品目をバランスよく食べる

3つ目のコツは、多品目をバランスよく食べることです。糖尿病の食事療法の指導を受けても、うまくいかないという人がいます。そんな人は、宅配サービスなどでカロリー表示がされているお弁当を1～2週間食べてみるとよいでしょう。こうしたものを食べることで、自分で作るときも感覚的にわかるようになります。

お店でお弁当を買う際も、幕の内弁当だと、野菜、魚、肉、ご飯などがバランスよく入っているのでおすすめです。もしもお弁当全体のカロリーが高い場合は、すべての品目を少しずつ残せば、制限カロリー内で、バランスよく食べられます。

こうした食べ方をして、多品目の食品をバランスよく食べることに慣れていくことが、食事療法の成功につながります。

糖尿病網膜症の予防には、動脈硬化の対策が必要。塩分、糖分、脂肪分をなるべく控える

日比野久美子

糖尿病で高血糖の状態が長く続くと、血管が傷つけられて動脈硬化が進行します。動脈硬化を起こした血管は詰まりやすく、血液の流れも悪くなります。網膜や腎臓には、毛細血管が集中しているため、動脈硬化が進むと合併症が出やすいのです。したがって、糖尿病網膜症を予防するには、動脈硬化の対策も必要です。

動脈硬化を進行させる要因には、高血糖のほかに高血圧や脂質異常症があります。それらを悪化させる要因が、「塩分」「糖分」「脂肪分」の3つ。これらを減らすことが動脈硬化の予防にとって大切なのです。

高血圧は塩分、糖尿病は糖分、脂質異常症は脂肪分をとるとなりやすい

まず「塩分」の過剰摂取は高血圧の最大の要因です。厚生労働省の「日本人の食事摂取基準」（2010年）では、1日の食塩摂取量の目標値が、男性9g未満、女性7・5g未満となっています。また日本高血圧学会のガイドライン（2009

年）では、1日の塩分摂取量を6g未満にすることを目標にしています。

塩分のとりすぎを防ぐには、全体に薄味を心がけ、しょうゆなどの調味料をかけすぎないように注意します。また漬け物など、塩分の多い食品は控えめにとるようにしてください。

次の「糖分」は、糖尿病の大敵です。体内で糖分に変わるご飯などの炭水化物（糖質）は必要な量をとらなければなりませんが、砂糖を使ったお菓子は、できる限り控えるようにしましょう。炭水化物は体内でゆっくり血糖値を上昇させますが、砂糖は食後血糖値を急激に上昇させ、血管を傷つけて動脈硬化を進めます。また、調味料として用いる砂糖の量も控えましょう。

3つ目の「脂肪分」をとりすぎると、中性脂肪など血液中の脂質が過剰になり、脂質異常症を起こして動脈硬化を進行させます。

気をつけていないと、脂肪分はついとりすぎてしまうので要注意です。トンカツなどの揚げ物は、もともと脂肪の多い肉を油で揚げているので、脂肪分の摂取量をさらに増やします。また、マヨネーズは脂肪分を多く含んでいるので、上からかけるのではなく、小皿にとって、少しだけつけて食べるのがコツです。

糖尿病網膜症で失った視力を取り戻すには、白内障の手術やメガネをかけることも有効

日比野久美子

糖尿病網膜症をはじめ、目の合併症で一番怖いのは視力を失うことです。しかし、目の前が真っ暗になる失明は少なく、少しは視力が残っている場合が多いのです。この段階であれば、ある程度、視力を取り戻すことが不可能ではありません。そこで、視力を失わないために覚えておいてほしいことをお話ししたいと思います。

私の患者さんの症例を紹介します。糖尿病歴24年のMさんは受診当時57才で、糖尿病網膜症と糖尿病腎症を合併し、10年前から人工透析を受けていました。

Mさんは44才のときに起こした眼底出血がきっかけで、網膜症が発覚しました。すでに視力低下が著しく、左目は視力が0・3あったものの、両目に白内障があり、右目の視力はゼロでした。左目は他院で白内障の手術を受け、0・8まで改善したにもかかわらず、左目がかすむと訴え、私の病院へ来ました。白内障の手術後には、後発白内障が現れることがあります。Mさんの左目の白いかすみもそれが原

因で、網膜症のレーザーとは異なるYAGレーザーで治療しました。その後、変化した度に合わせて、新しいメガネを処方すると、左目の視力は1・0になりました。

視力が著しく低下しても、決して諦めないことが大切

一方、Mさんの右目は、前の眼科医から失明と言われていました。しかし、右目にも白内障があり、視力を失った原因が100%網膜症によるものではない可能性があったので、白内障の手術を行いました。その結果、13年間、何も見えなかった右目に、0・6の視力がよみがえったのです。

これにはMさんの努力もありました。透析になってからは、血糖コントロールの大切さに目覚め、外食やお酒をやめて、決まった時間に食事をとるようになりました。その結果、右目の網膜症の増殖活動は止まっていたのです。血糖コントロールがうまくいっていなかったら、失われた視力を取り戻すことはなかったでしょう。

Mさんの症例のように、視力を取り戻すには、白内障の手術を行ったり、網膜症で視力が変化したら、それに合ったメガネにそのつど作りかえたりすることが大切です。このように、視力が著しく低下しても、決して諦めないことが大切です。眼科の治療と本人の努力次第で、やれることはあるのです。

糖尿病網膜症でも視力が残っていれば、「ロービジョンケア」で新聞や本が読める

日比野久美子

糖尿病網膜症が悪化して視力が低下した場合は、手術をしても、視力回復が難しい場合があります。しかし、視力や視野が少しでも残っていれば、後述するロービジョンケアで、読書も可能になることがあります。

さて、視力や視野が少しでも残っている状態のことを低視力（ロービジョン）といいます。糖尿病網膜症は40代、50代といった働き盛りで発症するケースが多く、網膜症を患ったことによって仕事まで失ってしまうことがあります。視力を失えば、文字を読むために、点字を覚えなければなりませんが、それには大変な努力を要します。

しかし、低視力者のために開発された特別な拡大鏡や拡大読書器などを用いれば、再び読書ができるようになります。そうした視覚補助具を用いたトレーニングが、「ロービジョンケア」です。

例えば、メガネをかけても十分な視力が得られない人には、拡大鏡を使う方法があります。ロービジョン用の拡大鏡には、さまざまな倍率のものがあるので、患者さんの視力から割り出して、最も適切な倍率を選びます。また拡大された文字がテレビに映し出される拡大読書器もあります。最近では、携帯できる拡大読書器が開発されています。

また白内障を合併した人の中には、光がまぶしすぎて見えないという人がいます。そのまぶしさを軽減させる医療用サングラス（遮光メガネ）もあります。こうしたメガネを処方するのも、ロービジョンケアの一つです。

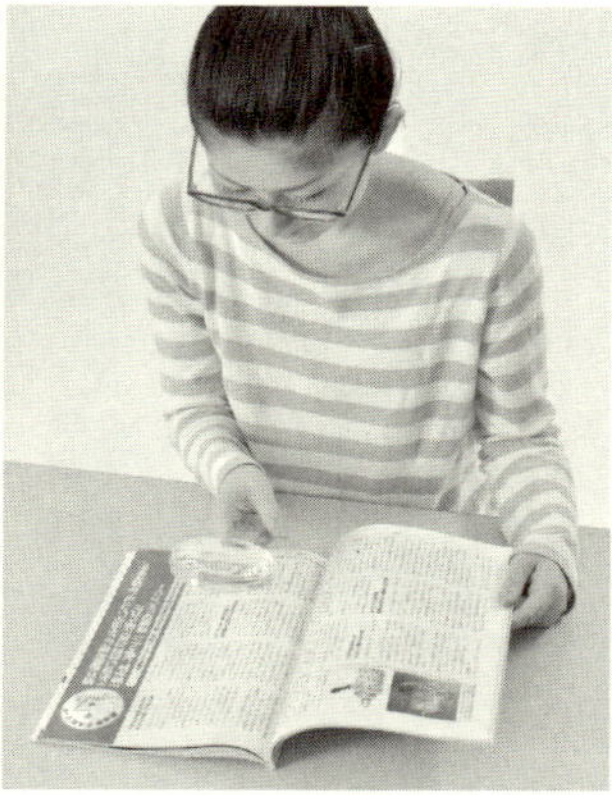

メガネで十分な視力が得られない場合は、拡大鏡を用いる。ロービジョンケアを行う眼科なら、適切な倍率の拡大鏡を処方してもらえる

ロービジョンケアを受けることによって、それまでの仕事をやめなくてすむ場合もあります。ですから、視覚が不自由になってしまったからといって、決して諦めないでください。

白内障も緑内障も、老化現象。眼科医たちが注目する「目のアンチエイジング」

杉本由佳

アンチエイジングというと、皮膚の若さや美しさを保つための技術というイメージを思い浮かべる人もいるかもしれません。そういう人からすると意外かもしれませんが、私は眼科専門医であり、アンチエイジング医学の研究を重ねています。このような眼科医は私以外にもたくさんいて、学会を組織してしばしば勉強会を行っています。つまり、決して少数派ではないということです。

なぜアンチエイジング医学の研究をしているのかというと、あらゆる目の病気を防ぐためには、目のアンチエイジングに取り組む必要があるからです。目の病気というと白内障や緑内障が挙げられますが、そのほかの病気に関しても、ほとんどは年齢とともに発症率が高くなっています。もちろん先天的な原因や外傷などによって若年期から発症するケースもありますが、中高年期に発症する場合が大多数です。

それは、高血圧や糖尿病、脂質異常症といった生活習慣病と同じ傾向であり、実際にかつては目の病気といわれていたもの、特に白内障に関しては、病気というより加齢現象であると考える眼科医も増えています。さらに、こういった病気が比較的早い時期に発症する人は、老化を早める生活習慣を繰り返していることがあり、目の生活習慣病であると指摘する医師も少なくありません。

よい生活習慣を重ねて、目を含めた体全体の若々しさを保つ

エイジングとは、年齢を積み重ねるということであり、生活習慣もまた、毎日積み重ねて、その影響が後々体に現れるものです。同じ積み重ねなら、悪い生活習慣を重ねて老化を早めるより、よい生活習慣を重ねて、目も含めた体全体の若々しさを保ちたいものです。

では、目の老化を早めてしまう生活習慣とは具体的にどのような習慣なのでしょうか。肌や血管、内臓の老化を進めてしまうことと同じことばかりです。

これは当然のこと。なぜなら、目の組織やその組織を作っている細胞の一つひとつに酸素や栄養素を与えているのは血液だからです。肌や内臓の細胞に酸素や栄養素を与えているのもやはり血液ですから、血液の質や血行を悪くするような生活習慣は、そのまま肌や内臓の老化と同時に目の老化を進めてしまいます。

活性酸素を作る生活習慣を改めることが、白内障にとっても緑内障にとっても重要

杉本由佳

食べすぎは、目の病気を起こす生活習慣の一つです。その理由を分析しますと、食べ物が消化され、それが栄養に変わる際に生じた老廃物を排泄するまでの過程で、活性酸素が生じるからだと考えます。

活性酸素とは、まさに私たちの体で起こる老化や病気の主な原因。血液をドロドロにし、細胞に付着すると細胞を酸化させ、鉄がさびるとボロボロになるように、細胞をさびつかせてしまうものです。

細胞の酸化は、体中どこにでも起こる可能性があります。それが血管に起これば動脈硬化となり、体のあらゆる部位のがんを招く可能性も秘めています。また、ただ一カ所だけに起こることはありえません。ですから、全身に何も疾患がない人は目も若々しく、高血圧や糖尿病などの生活習慣病がある人は白内障や緑内障、そのほかの目の病気を患っているケースが多いのです。

さらにつけ加えますと、体のあらゆる細胞が日々新陳代謝を繰り返していますが、目の中の水晶体は、生まれてから死ぬまで同じ細胞のままです。目の中でレンズの役割をしている水晶体が濁って、物がよく見えなくなるのが白内障ですが、その濁りの原因である活性酸素を生じさせる生活習慣は、ぜひ避けてほしいものです。

喫煙やイライラも、体内の活性酸素を増やす原因

また、神経組織は新陳代謝が行われない体内の組織の一つ。緑内障は視神経が死滅することで起こるものですが、やはり一度死滅した視神経は元には戻りません。以前は、この緑内障を起こす主な原因は目の中の圧力が高くなることだと考えられていましたが、最近は眼圧が低くても緑内障を発症する人が多く見られます。現代人は視神経そのものが弱くなっているという説もありますが、実は原因はよくわかっていません。

その一方で、喫煙習慣のある人やイライラしやすい神経質な性質の人によく緑内障が見られるといわれています。喫煙やイライラも、体内の活性酸素を増やすことはよく知られています。ですから、活性酸素を作る生活習慣を改めることが、白内障にとっても緑内障にとっても重要だということがいえます。

夜中までパソコンの画面を見る、タバコを吸うなど、目の病気を引き起こす生活習慣

杉本由佳

あらゆる目の病気を防ぐためには、目のアンチエイジングに取り組む必要があります。そこで、目の老化を早めてしまう生活習慣を考えてみましょう。

■夜中までパソコンや携帯電話の画面を見る

パソコンや携帯電話などの画面が発するブルーライトは、太陽が発する光と同じものです。そのため、夜中までパソコンや携帯電話の画面を見ていると、朝起きて太陽光線を浴びたときに体内時計が切り替わって目が冴え、夜になると眠くなるというリズムが壊れてしまいます。睡眠不足のストレスは、老化の原因である活性酸素のもと。眠る2時間前にはパソコンも携帯電話も見ないようにすることです。

■タバコは副流煙なら大丈夫と油断する

ニコチンは体内で活性酸素を増やし、自律神経に働きかけて血管を収縮させることがわかっています。つまり、血液をドロドロにするうえに血液の通り道を狭くす

るわけですから、緑内障だけでなくあらゆる目の病気を招く恐れがあります。自分はタバコを吸わないから大丈夫と油断しないでください。他人のタバコの副流煙も十分に影響が考えられます。副流煙が目にしみるという人は、特に注意を。

■食べすぎは全身の老化につながるので控えて

命をつなぐためのギリギリの量の栄養がとれる食べ物を与えたラットと、カロリーも糖分も多い食べ物をたっぷり与えたラットの加齢の状態を比べる実験を行ったところ、ギリギリの食べ物を与えているラットのほうが見た目年齢が若く、内臓の働きもよく、目もしっかり見えていたそうです。腹六分目を心がけたいものです。

■紫外線に対して無防備なのは危険!

沖縄の人と北海道の人を比べると、沖縄の人のほうが圧倒的に白内障を発症する人が多く、沖縄よりもマレーシアの人のほうがさらに早く発症し、北海道とマレーシアでは白内障を発症する人の年齢には10年近い差があるともいわれています。このことから、紫外線がいかに怖いものであるかがわかります。住環境や職業にもよりますが、屋外で過ごす時間が長い人は、サングラスやサンバイザーで、目を守ることをおすすめします。

「腎の気」の衰えが目の機能の低下を招く。「肝の気」の滞りと重なると眼病の原因に

高野耕造

東洋医学は「人をまるごと診る医学」と称されます。体や心に不調が起きたとき、その部分だけに注目するのではなく、体全体の不調和がその部分に現れたと考えるからでしょう。目の病、特に高齢になると増える白内障や緑内障といった目の疾患も、単なる目の器官の不調ではなく、「腎の気」と「肝の気」の滞りと見なします。

五臓六腑《ごぞうろっぷ》とは、東洋医学において人間の内臓全体を示す言葉で、腎と肝とは、五臓「肝《かん》・心《しん》・脾《ひ》・肺《はい》・腎《じん》」のうちの一つです。腎は腎臓だけでなく、水分代謝や生殖を司る器官やホルモン、そして老化に関連する機能のすべてと考えられていま す。また肝は、肝臓そのもののほか、血を貯蔵する働きと考えられています。

では、この腎と肝がなぜ目と結びつくのでしょうか。それは、私たちの体は経絡《けいらく》といって五臓などで生じたエネルギーと栄養素、老廃物を運ぶ道、専門的な言い方をしますと、「気《き》（エネルギー）・血《けつ》（栄養）・水《すい》（老廃物）」の通り道が全身に張り

巡らされていて、体全体に影響を与えているからです。先ほど腎は水分代謝だけでなく、老化に関係しているといいましたが、目は腎の気の影響を強く受けています。そのため、年をとると視力が衰え、目の病気が発症するのです。

緑内障予防には、目の水はけを司る腎の気を高めて

緑内障は「目の中の水はけ」が悪くなって起こるものと考えます。シュレム管という目の中の水分の排出口に、周囲のひだ状の組織がたるんでおおいかぶさると、実際に目の中の水はけが悪くなります。水分の逃げ道がふさがれると、眼圧が高まって緑内障は進行します。ひだ状の組織のたるみには老化も関わっていますから、腎の気の滞りが招く病気という見立てをするのです。

さらに、私たちは視覚から得る情報に頼って生活をしているわけですが、その分、目は大変な重労働を課せられています。目はたくさんの栄養を必要とします。そこで、栄養源である血液を貯蔵する肝と密接につながっていると考えるわけです。

つまり、目の健康を守り、機能を正常な状態に保つためには、腎の気と肝の気の流れをスムーズにする必要があります。気が流れると、血・水も一緒に巡るようになり、その流れが腎と肝に戻り、腎と肝自体もまた活性化されます。

腎を最も疲弊させるのは、休息不足。夜の10〜12時の間には睡眠をとること

高野耕造

東洋医学特有の言葉に「未病を防ぐ」というものがありますが、これは病気になる前、不快な感覚が生まれることを防ぐという意味で、日々の習慣の中で体を労わることが大切だということを示しています。病気になってからでは遅く、目の病気を起こす生活習慣をしっかり排除することが肝心だということです。

そこでここでは、腎の気を滞らせてしまう生活習慣についてお話ししましょう。腎には、若さや生命エネルギーそのものを生み出す働きがあるわけですが、腎を最も疲弊させてしまうのは、休息が十分にとられていない状況です。

特に腎は、夜10〜12時の間、体を横たえて重力の負担から開放することで養われるのですが、昼夜逆転した生活が癖になり、その間に活動している、また睡眠不足が続いてしまうことは、腎にとっては大敵なのです。夜10〜12時の間にはぜひ眠ってほしいと思いますし、眠れないなら横になるだけでも十分です。

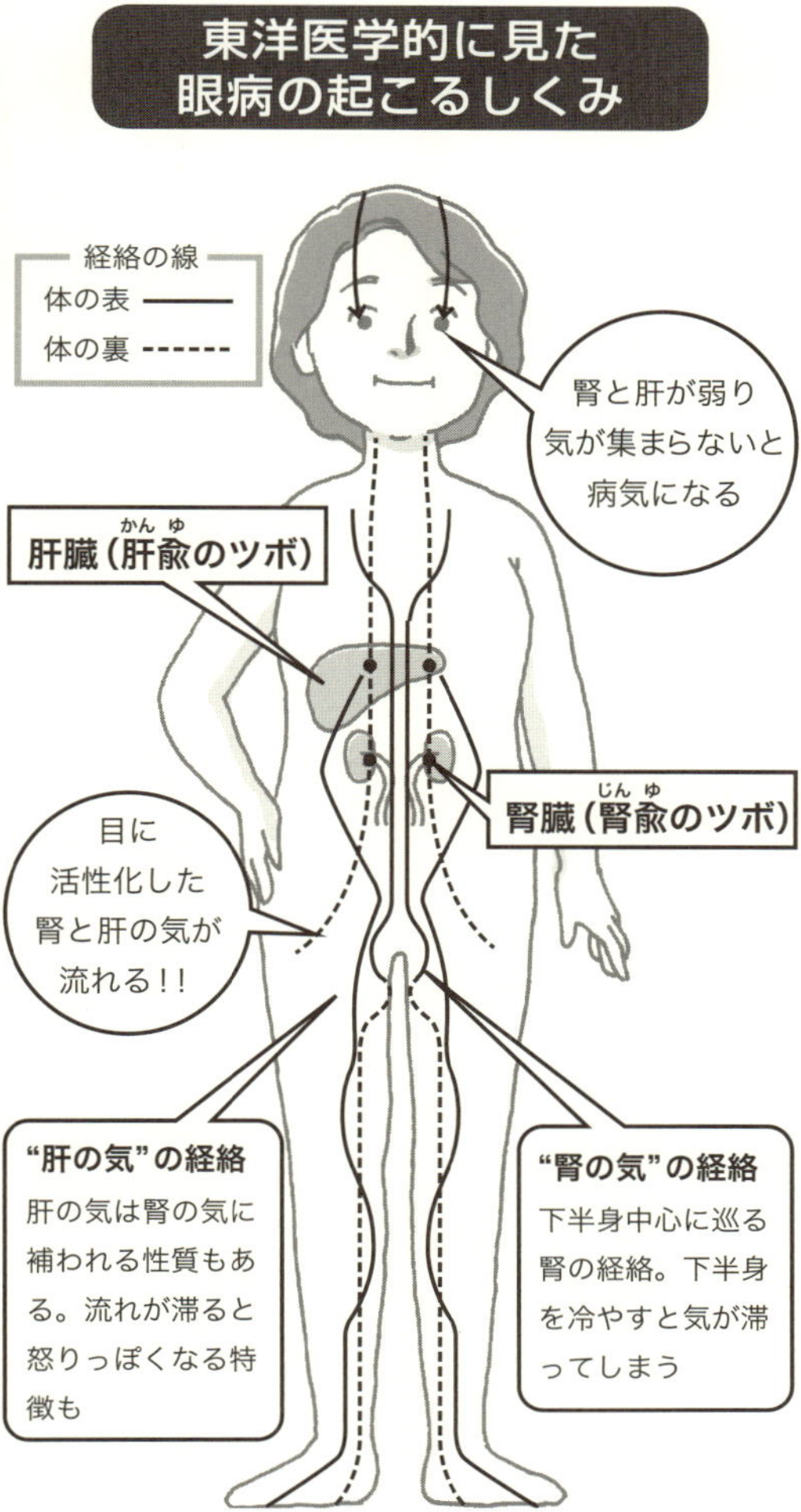
東洋医学的に見た
眼病の起こるしくみ
経絡の線
体の表
体の裏
腎と肝が弱り
気が集まらないと
病気になる
肝臓（肝兪《かんゆ》のツボ）
腎臓（腎兪《じんゆ》のツボ）
目に
活性化した
腎と肝の気が
流れる!!
“肝の気”の経絡
肝の気は腎の気に
補われる性質もある。流れが滞ると
怒りっぽくなる特
徴も
“腎の気”の経絡
下半身中心に巡る
腎の経絡。下半身
を冷やすと気が滞
ってしまう

また、昼の12時前後、これは一日のスタートである夜中12時に対してちょうど一日の真ん中の時間帯ですが、このとき、腎の気は最も弱まります。時間の余裕を作り、15~20分でいいので、昼寝をすると腎が消耗しにくくなります。

冷えは腎の大敵！ 目を冷やさないほか、足首や腰、お腹の冷えにも気をつけて

高野耕造

東洋医学から見ると、五臓「肝・心・脾・肺・腎」のうち、腎の気が弱ると、目の機能低下を招くといわれています。腎の気を消耗させる生活習慣の一つに、水の飲みすぎが挙げられます。

水分を摂取すると、当然体内の水分量が増え、それを代謝するために腎は働きます。血液がドロドロになってはいけないので、ある程度の水分をとる必要はありますが、例えば「水をたくさん飲むとダイエットになるから」といった理由で努力して大量に水分をとるということは、腎の気を弱めて、目の病気を招く原因にもなりかねません。体が特に欲しなければ、水分は1日1ℓほどで十分です。

また、腎の気は、尾てい骨の上あたりから生じて、お腹側、おへその下あたりに突き抜けてそこから経絡に流れていくと考えるのですが、これらの部分を冷やしてしまうと気が生じにくくなります。もともと水分を代謝させる働きをすることか

ら、腎は冷えやすい性質があるのですが、だからといって冷えをそのままにしておくと、気が消耗し、「水毒」と呼ばれる余分な水が体にたまってしまいます。

目の病気でいえば、緑内障はまさに余分な水が悪さをして起こる病気。ですから体を冷やしっぱなしにしておくことは厳禁です。冬はもちろん、夏場であっても冷房などによる冷えには注意したいものです。外気に直接触れる目ももちろん冷えていますから、①眠る前に温タオルで温める、②腎がある腰とその気が集まる下腹部には腹巻きをして冷やさない、③内くるぶしにある腎の気を補うツボ「照海《しょうかい》」に冷気を当てないように、足首の上まで隠れる靴下を履く、といった対策を実行してほしいものです。腹巻きをしたり、靴下を履いたりすることが目の病気を防ぐということはきっと意外に感じることでしょうが、疲れ目などにはすぐに効果を実感できるので、試してみてください。

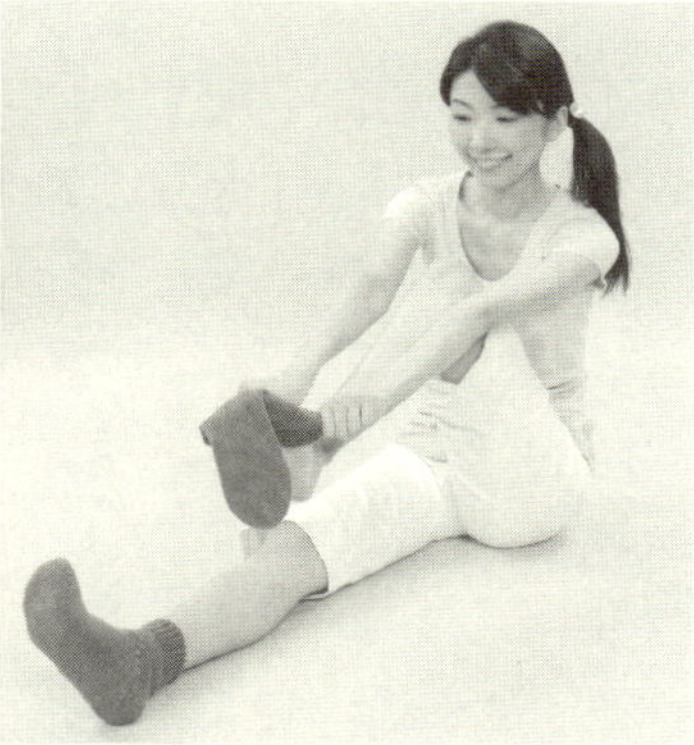

足首の上まで隠れる靴下を履いて、内くるぶしにある腎の気を補うツボを冷やさないようにする

イライラして肝が消耗すると、眼病の引き金に。楽しいことを見つけて笑おう

高野耕造

私たちは視覚から得る情報に頼って生活しており、目には大きな負担がかかっています。そのため目は、たくさんの栄養を必要とします。東洋医学で見ると、五臓「肝・心・脾・肺・腎」のうち、肝には、栄養源である血液を貯蔵する働きがあります。目の健康のためには、肝の気が弱るような生活習慣は避けたいところ。そこでここでは、肝の気を弱らせる生活習慣についてお話しします。

肝は、怒りにまつわる臓器で、肝に気が集中しすぎるとイライラします。また、怒ってばかりいたり、ストレスがたまったりしてくると、肝の気が消耗してしまいます。肝の消耗は目の病気を引き起こす引き金となるので要注意です。それを防ぐためには、楽しいことを見つけて、笑うこと。テレビを観ることは目の負担になるので、楽しいラジオ番組を見つけて積極的に聴くことをおすすめします。

食べ物に関してお話ししますと、肝の気を補うのは酸味を含む食べ物。ただし、

酸味のある食べ物を食べた瞬間に肝にギュッと気が集中するので、イライラしている人はそのイライラが強まってしまいます。ですから、甘味をとってゆるませてから、酸味をとることがコツ。甘味と酸味、それぞれ別々の食品を食べてもいいですが、甘酸っぱいものを食べるほうが手軽ではないでしょうか。

甘酸っぱいものといえば、フルーツが最適です。甘味で肝の緊張をとってから、酸味で気を高めることができます。しかも、フルーツの多くはカリウムが豊富なことも要注目で、カリウムの利尿作用で尿の量が増えると、その分体内の水分が減り、目の老化を促進させる腎の負担を軽くします。

フルーツを食べるコツとしては、冷やしすぎないこと。また、ドライフルーツもおすすめで、特に干しブドウやブルーベリーには、目の中の血流をよくするアントシアニンが豊富なので一石三鳥の効果です。

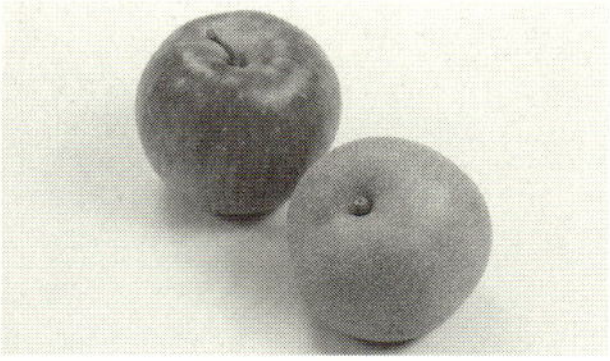

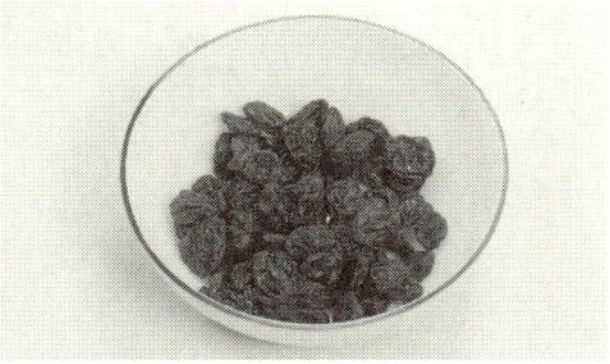

リンゴなどの甘酸っぱいフルーツやドライフルーツは、肝の気を養う食べ物としておすすめ

体の健康維持はもちろん、目の健康を保つには、健やかな血液と血管が重要

山口康三

「目は口ほどにものを言う」ということわざを聞いたことがあるでしょう。こういわれるのは、目が脳と直結しており、全身の健康状態の影響を受けやすい、いわば「窓」のような存在であるからではないでしょうか。

私たちが健康を維持するうえで、血管と血液は重要な役割を担っています。体に必要な酸素や栄養素は血液によって運ばれ、また、不要な老廃物は血管によって吸収されて、尿や便となって排泄されているためです。もちろん、目の健康を保つのにも血液や血管は重要です。緑内障や白内障に限ったことではなく、目の健康を守るには、目の血液循環が良好で、水分代謝も活発であることが大切だからです。

私が長年行っている診断に、左ページの「健康度チェック」があります。32点以上なら合格です。それ未満の人は、体の病気はもちろん、目の病気を引き起こす可能性もあります。生活習慣を見直してみましょう。

健康度チェック

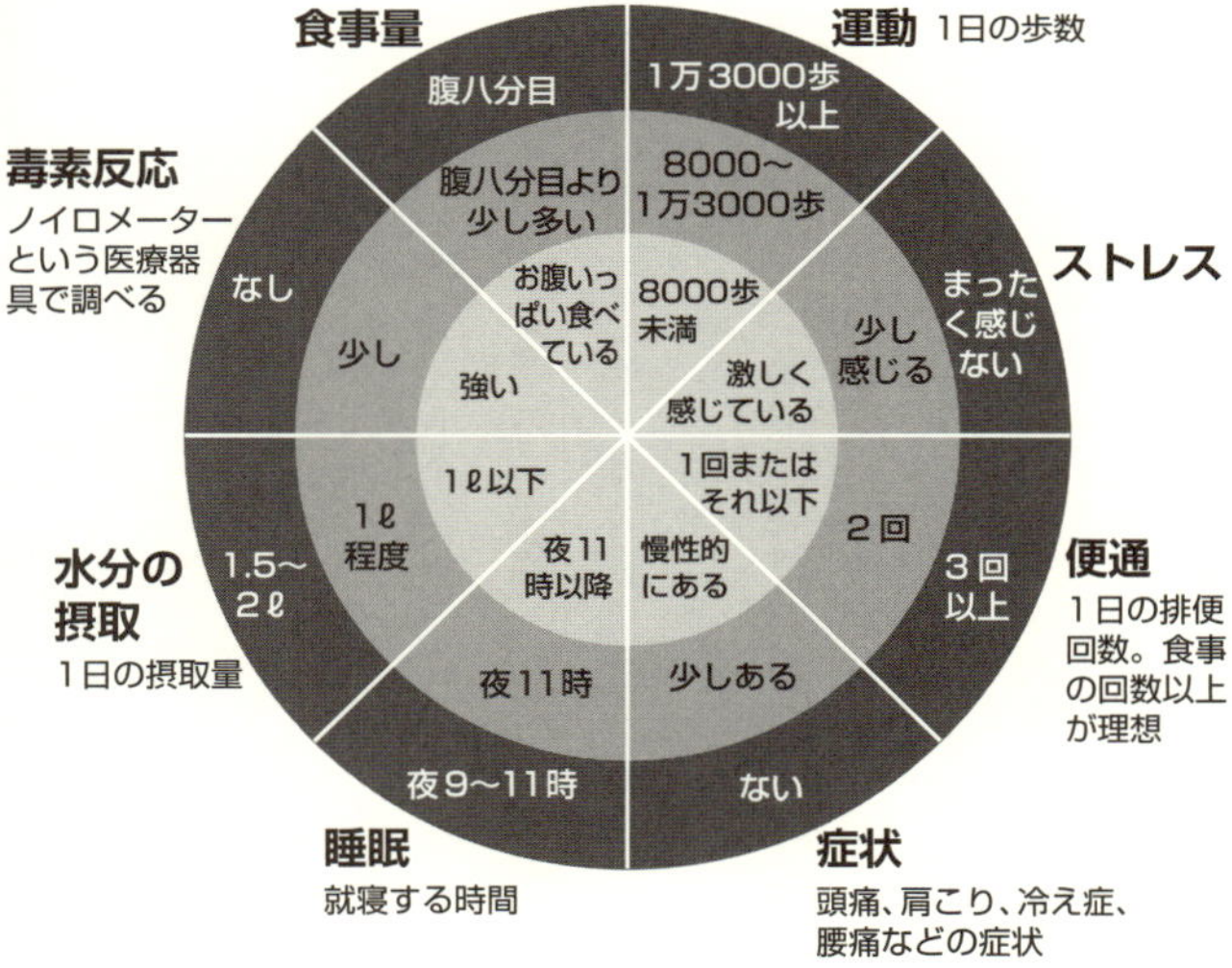

採点方法

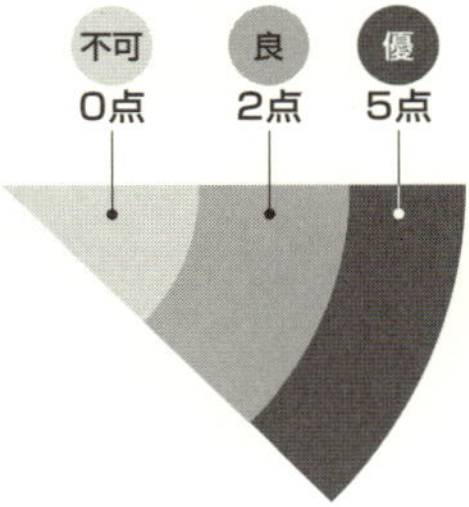

8項目の合計点が、40点満点のうち、32点以上であれば合格。それ未満の人は、生活習慣に問題あり！

白内障や緑内障、黄斑変性は目の生活習慣病。正しい生活習慣が進行を止め、改善に導く

山口康三

私は白内障や緑内障、加齢黄斑変性、中心性網膜炎、糖尿病網膜症といった病気を「目の生活習慣病」と位置づけています。生活習慣病とは、食事や睡眠をはじめとした生活全般から生じる病気の総称ですが、誤った生活習慣は、目の病気を引き起こす原因にもなります。糖尿病や高血圧などの生活習慣病が薬を飲むだけでは治らないのと同様に、目の病気を治すには、生活習慣病が原因となっている生活習慣を改め、病気が治りやすい体内環境を作る必要があるのです。

血行をよくすることで、目の病気を改善できる

目は脳と直結した器官であり、体の中でも大量の情報を処理する最も進化した器官といわれています。それだけ全身の健康状態の影響を受けやすく、精神も含めた体の内部の状態をダイレクトに反映します。そのため心身の健康を保つことは、体の病気だけでなく眼病も予防・改善することにつながります。

健康な状態を保つうえで、最大の指標となるのが血液循環です。目は体の中で唯一、血管と血液の状態を直に顕微鏡で見ることができる貴重な器官でもあります。

生活習慣に問題があり血液がドロドロしていると、血流が悪くなり、すみずみの細胞まで酸素や栄養が行き渡りません。また毒素も排出されにくく、さまざまな病気の原因となり、視力も低下させます。ドロドロの血液が血管に負担をかけると動脈硬化が進んだり、もろく出血しやすい新生血管ができやすくなったりします。すると目の奥の細い血管も悪影響を受け、眼底出血を起こすこともあります。

実際に私のクリニックでも、生活習慣を改めることで多くの患者さんが眼病を改善しています。例えば糖尿病の合併症の一つ、糖尿病網膜症です。なかでも効果的な治療がないといわれる糖尿病黄斑症を患った55才の男性は、食生活と散歩を中心とした生活習慣の改善により、症状が大きく好転しました。

黄斑は網膜の中でも視力に大きく関わっており、症状が進むと治療が困難なうえ、視力が大幅に低下して失明に至ることもある部分です。しかし眼底写真を見ると、黄斑付近に漏れ出していた血液成分が、生活習慣を改善した9カ月の間で吸収されて、驚くほどきれいになっていきました。

血流をよくするために「ウォーキング」を。全身の健康が、眼病の撃退につながる

山口康三

目の病気を治すために特に重要なのが、運動と食生活の見直しだと私は考えています。

運動といっても、激しい運動ではストレスになるばかりか、老化の要因の一つである活性酸素を増やしてしまいます。ですから私がすすめるのは、気持ちがよいと感じる程度のスピードで、「ウォーキング」をすることです。歩数の目標を1万3000歩に設定し、毎日達成を目指して歩数を増やしましょう。

運動すると血液循環がよくなり、代謝もよくなるため、体全体の状態がよくなって目の症状も改善されていきます。さらに、運動はストレス発散に効果的であることもわかっています。

人は、強いストレスを受けると体の機能を調整する自律神経の交感神経が反応して、血管を収縮させます。血管の収縮は血流を悪くするため、目にとって好ましく

ない状況ですが、ウォーキングをすることは、そういったストレスの解消にもなるのです。ウォーキングのやり方は、朝起きたら万歩計を身につけ、その日寝る前までに1万3000歩以上を歩くことを目標にするだけ。とはいえ、一日中室内にいたのでは決して歩けない歩数です。

朝、昼、晩に30分程度、体が温まり、汗ばむ程度の速度で散歩を楽しんだり、外出時に、最寄り駅から電車に乗らず1駅歩いたりなど、毎日の生活に取り入れやすい工夫をしましょう。歩いた後は、水分補給を忘れずに。

1日1万3000歩以上歩いて眼病を撃退！

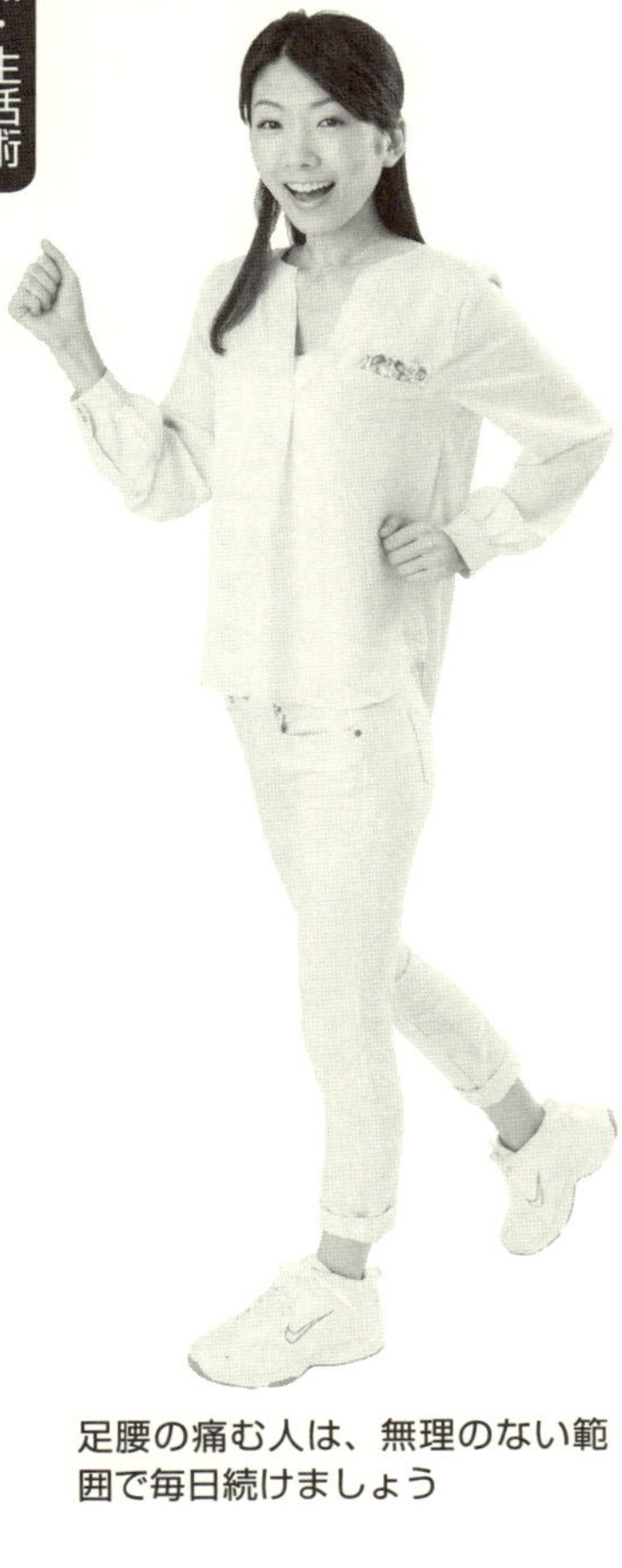

足腰の痛む人は、無理のない範囲で毎日続けましょう

本来の体のリズムに沿った生活習慣で眼病の改善を。「睡眠」と「水分補給」はしっかりと

山口康三

人間の体には一日のリズムがあり、これを守ることで新陳代謝がよくなり、体全体の老化と病気を予防することができます。左ページの図を見てください。午後8時〜午前4時までは、古い細胞を壊して新しい細胞に作り直す時間帯。睡眠をしっかりとることが大切です。十分な睡眠は、体内環境を整え、ストレスも解消します。特に大事なのが午後10時〜午前2時で、老化を防ぐホルモンが分泌されます。これは入眠後1時間ほどで分泌され始めるので、ホルモンの分泌が十分得られる午後9時に就寝するのが理想なのです。

午前4時〜正午までは、体内の毒素（有害代謝産物）を排出する時間です。毒素の約75％は排便によって排出されますが、血液循環が悪く、毒素が体にたまると、顔色が悪くなり、風邪を引きやすく、また頭痛やめまい、イライラしやすくなるといった特徴も現れます。

血液循環をよくし、毒素を排出するためには、水分を十分にとることが重要です。1日に1・5~2ℓをこまめにとり、尿が透明になるのが理想的。しかしカフェイン飲料を摂取することはおすすめできません。利尿作用が強く、体内の水分が過剰に排出されてしまうからです。アルコールも同様です。

水分摂取に最適なのは、浄水器でろ過した生水かノンカフェインの薬草茶です。なかでも柿の葉茶がおすすめです。紫外線を受けやすい目は、活性酸素が作られやすくダメージを受けやすいので、活性酸素を除去する抗酸化作用のあるビタミンCやフラボノイドを多く含んでいる柿の葉茶が有効なのです。

本来の体のリズム

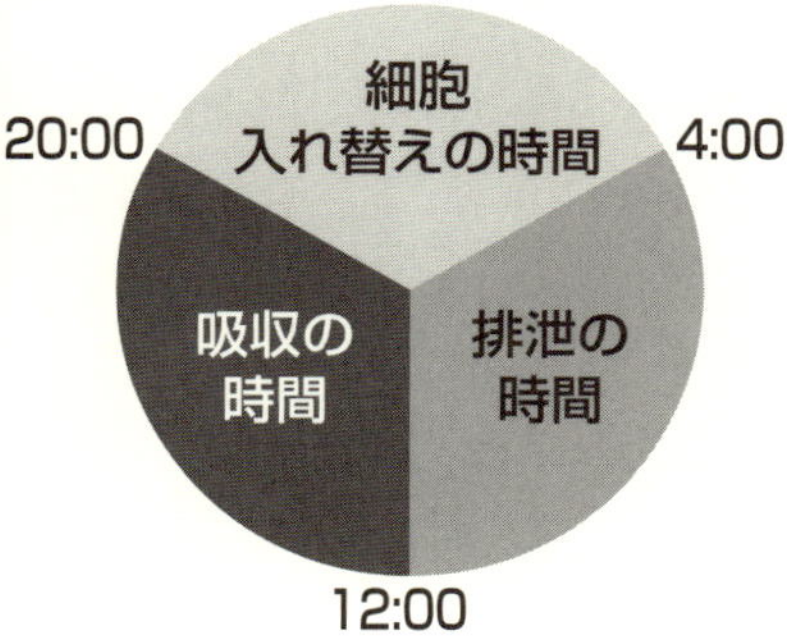

正午~午後8時までは、体内に栄養を吸収する時間。食事はこの時間にとるようすすめています。現代人の多くは栄養を過剰摂取しがちなので、私は眼病治療の基本に少食をすすめています。

「目年齢」の若返りで眼病を改善。ビタミンやミネラルがとれる食生活を

荒井宏幸

内臓年齢や肌年齢といった言葉に比べ、「目年齢」はあまり一般的ではありませんが、目は小さい器官ながら非常に重要なので、少しでも早い時期から着目し、ケアをしてほしいものです。白内障も緑内障も、そして老眼も、加齢とともに発症率が高くなり、特に白内障と老眼は、すべての人に起こる病的な状態です。そしてこれらは、自覚症状が起きるころには病状がかなり進行しています。

肌年齢や内臓年齢が日常生活の工夫で若返り、病気や衰えから体を守ることができるように、日常生活の工夫によって目年齢を若返らせ厄介な病気から守る、あるいは救うことも可能なのです。女性は特に肌年齢に対して敏感ですが、肌が荒れている、または衰えてきたと思ったら、同じように目の表面や角膜が荒れている、衰えていると思ってください。もちろん男性もです。考えてもみてください。目と顔の皮膚は隣接していますから、目だけ健康、肌だけ健康ということはありえません

し、内臓や血管がボロボロなら、なおさら目だけが健康ということもありえません。

目の体質改善のため、ビタミンやミネラルの摂取を意識しよう

目年齢を下げるための生活上の注意としては、部屋の保湿をする、しっかり睡眠をとって目を休める、またホット・タオルを目に5分ほど当て、目の潤い成分の出口を掃除することが大切です。

また、目の体質改善をするためには、体の内側からアプローチすることが必要ですので、まず水を小まめに飲んで、血液をサラサラな状態に保ってください。１日に飲む量の目安としては１・５～２ℓです。

食事の面は、人によって体質も環境も違うので一概にはいえませんが、ビタミンやミネラルがとれる食事をすること。食事が無理なら私はサプリメントもおすすめします。特にとってほしいのはビタミンC。水晶体はビタミンCのかたまりのような器官で、水晶体が加齢により濁る病気である白内障でも、ビタミンCをとることで、代謝が促進され加齢を抑えることができるのです。そして、食事を腹八分目に抑えること。これはよくメタボ改善のためにいわれることですが、目年齢の若返りにも不可欠なアドバイスです。

インド伝統医療アーユルヴェーダ式の眼病を招く原因と防ぐ生活術を公開！

蓮村 誠

インドにおいて太古から培われてきた伝統医療アーユルヴェーダ。サンスクリット語で「生命科学」を意味し、医学にとどまらず幸せに生きるための哲学も説いています。アーユルヴェーダは、現代人に増えている目の難病についても、原因から予防・改善の方法まで独特の視点で解き明かしています。目の病気の原因は、体や心のあらゆる不調のもとであるアーマ（毒素）とドーシャ（人の体質）のバランスの乱れから起こります。

消化力が弱ったせいで生じる毒素が眼病の原因

アーマとは、消化されず体内に残っている未消化物のこと。これが目にたまると、眼病を引き起こしてしまうのです。例えば、糖尿病の人には白内障やその他の目の病気が多く見られますが、糖尿病は食べ物から吸収された糖をうまく代謝できない病気。余分な糖はまさにアーマであり、体のあらゆる部分に影響を及ぼします。白内障は水晶体が濁る病気ですが、濁りはアーマそのものとアーユルヴェーダでは考えるのです。実は、アーマは緑内障も招きます。眼球内の水分代謝がスムーズに行われないと眼圧が上がり緑内障が進行しますが、アーマはその水分の出口をふさいでしまう原因と考えられています。

また、ドーシャは、水（カパ）、火（ピッタ）、風（ヴァータ）の3つのエネルギーからできていて、人によってバランスが違い、そこからそれぞれの体質が生じると考えられています（80ページ参照）。

誰でも50代くらいからヴァータが強まります。過剰になったヴァータは、目の働きを司るピッタを乱します。最近日本人にも増えている黄斑変性や緑内障も、ヴァータの乱れにより目の組織が壊れて起こる病気とされています。

ですから、アーマを増やさず、ドーシャのバランスを健全な状態に維持することが重要です。そのためには、胃腸の働きを弱めてアーマを増やしてしまう、冷たい食べ物や飲み物の摂取を控えること。腹八分目を心がけ、特に夕食には肉や魚などの消化しにくいものを避けましょう。さらに、テレビや本、携帯電話を見ながらの食事は、アーマを増やすのと同時にドーシャも乱すので、改めるべき習慣です。

人の体質を構成する3つの要素

アーユルヴェーダでは、自然界も人間の体もカパ（水）、ピッタ（火）、ヴァータ（風）の３要素でできていると考えられている。

火
（ピッタ）

思春期を過ぎて大人になると、体型がひきしまってくる。これはピッタの特徴の一つで、動作も幼児のころとは違って活動的で、集中力もある。髪や肌はつややかになり、異性の目に魅力的に映る。目や心臓はピッタが司る臓器

水
（カパ）

赤ちゃんの肌がみずみずしく、ぷっくりとした体をして、よく涙を流すのはカパが多いから。大人でもぷっくりとした体型で肌は脂っぽく、よく眠り、行動がのんびりしている人は、カパタイプに分けられる。消化液や粘膜を司る

風
（ヴァータ）

風が吹きつける場所にいると肌が乾くように、ヴァータは乾燥＝老化と結びついていて、乾燥しやすい、冷えやすい、やせ型などはヴァータの特徴。性格は好奇心旺盛だが飽きっぽく、気力・体力ともに乏しい。筋肉の収縮を司る

ヴァータが増えると……

ヴァータが増えると、ピッタの乱れを引き起こしてしまう。それにより視神経の老化を招き、眼圧が低くても緑内障が進行しやすい状態になってしまう

ピッタが乱れると……

ピッタが弱ってくると、疲れ目や乱視の原因となり、逆に強まりすぎてしまうと、熱がたまって充血したり、ひどい場合は視神経を攻撃したりして緑内障を引き起こす

第3章

食べて飲んで、眼病を改善！台所にある食材で目を若返らせるワザ

回生眼科院長
山口康三

真清クリニック院長
日比野久美子

鳥取大学名誉教授・日野病院名誉病院長
玉井嗣彦《たまいあきひこ》

葉山眼科クリニック院長
葉山隆一

日本健康食育協会代表理事
柏原幸代

栄養学博士・NHP OCHIAI OFFICE代表
落合 敏

赤坂山王クリニック院長
梅田悦生

大同病院院長
島本悦次

さらさら堂院長
岡本羽加

加齢に伴う目の病気は、1日2食の少食生活、腹八分目を続ければ改善する！

山口康三

「腹八分目に病なし」というように、健康と長寿の秘訣は少食にあります。目の健康維持や眼病の予防・改善もしかり。私の患者さんの中には、1日2食の少食生活を柱とする生活改善を図ったところ、眼病が改善した人がたくさんいます。

なぜ少食が、白内障や緑内障、加齢黄斑変性といった加齢に伴う眼病によいのでしょうか。眼病を治すためには、生活習慣を見直し、血液をサラサラにすることが大切。なかでも食生活は重要だからです。

実は少食にすると便秘が改善されるので、血液がサラサラになっていきます。また、空腹になると、腸のぜん動運動を促すモチリンという消化管ホルモンが出てきますが、食べすぎや間食で満腹の状態が続くと、モチリンが分泌されないため、腸が動かず、便秘になってしまいます。空腹の時間を作るためには、食べすぎをやめ、腹八分目にすることが必要というわけです。

食事の理想的なバランス

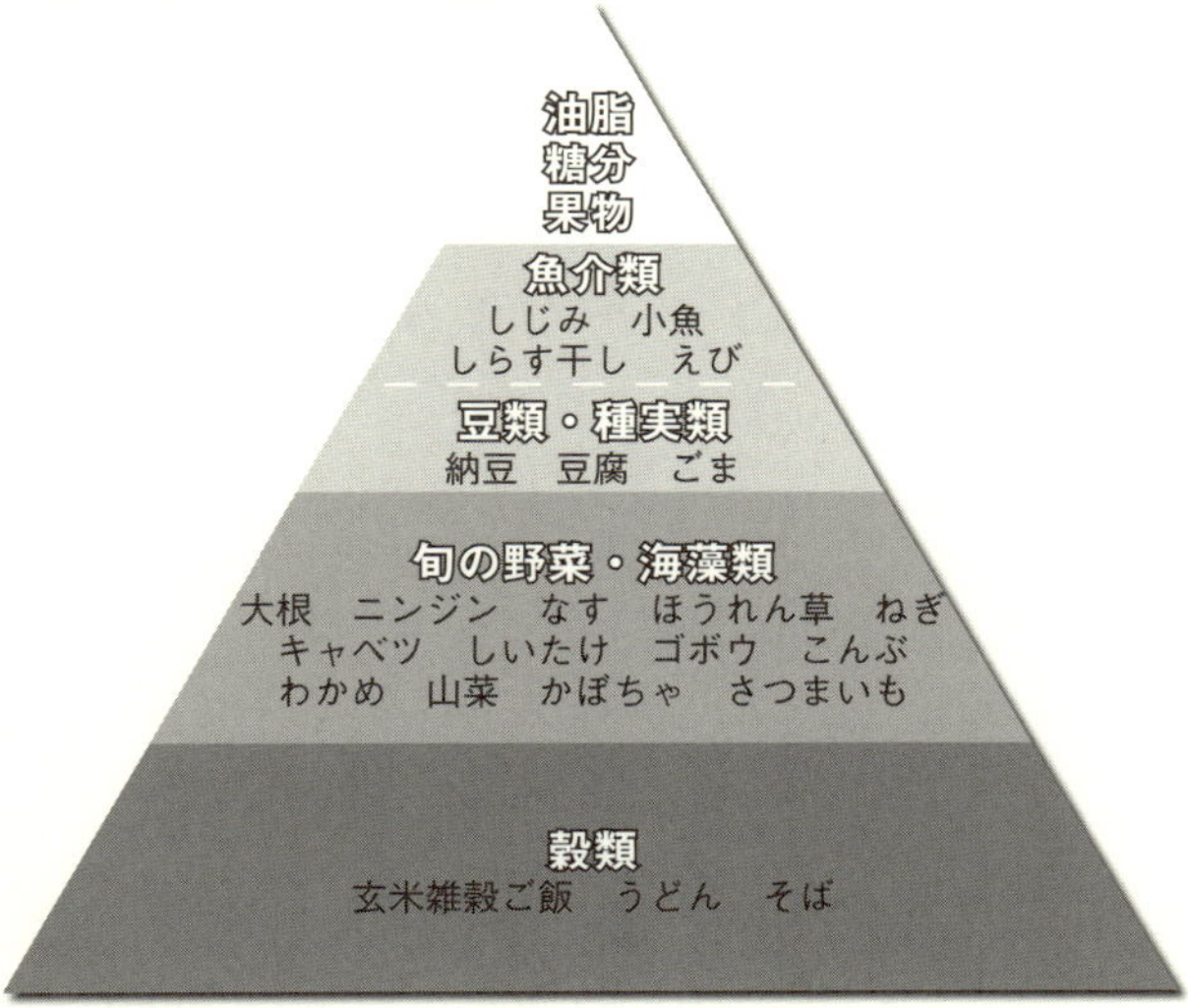

理想的な栄養バランスは、ご飯などの主食が5、おかずとなる副食が5。副食の内訳は、野菜が3、魚などの動物性たんぱく質が1、大豆などの植物性たんぱく質が1です。

糖分や油分の多いもの、肉類は、血液をドロドロにするので控えましょう。

栄養のバランスだけでなく、食事の質も大切。私がおすすめするのは、玄米菜食を基本とした食事です。玄米には白米の4倍以上の食物繊維が含まれており、便秘を解消してくれます。

1日2食で白内障や緑内障を予防・改善。3つの段階を踏めば少食生活は実現できる

山口康三

大食は血液循環の悪化や便秘を引き起こし、白内障や緑内障の原因となります。そこで私が提案したいのは、昼と夜にだけ食事をとる1日2食の少食生活です。

ただ、これまで過食だった人が少食生活を突然始めると、昼夜の食事量が多くなり、太ってしまうことがあるため、3段階に分けて実践してみましょう。

まずは、間食や夜食をやめることから始めます。少し我慢が必要ですが、数日で慣れるでしょう。これができるようになったら、食事の量を腹八分目に抑えます。動けなくなるほどお腹いっぱい食べるのではなく、食後に走れるくらいの量を目安にしてください。

腹八分目に慣れてきたら、ここで初めて朝食を抜き、1日2食の少食生活に切り替えます。朝には、食事の代わりに青汁を飲みます。

このような1日2食の少食生活を続けていれば、インスリンが過剰に分泌される

こともなく、すい臓は正常な機能を保てるようになるはずです。また、血液循環や代謝がよくなり、細胞の生まれ変わりが活発になってきます。

すると、カメラでいうフィルムに相当する機能を持つ網膜や、脳に信号を送る視神経の機能が向上。たとえ白内障で水晶体が多少濁っていても、まわりの機能が上がっているため、見えやすくなり、視力が上がることが期待できるでしょう。

「1日2食」への3ステップ

1 間食・夜食をやめる

↓ ①ができたら…

2 腹八分目を守る

↓ ②ができたら…

3 朝食を抜き、1日2食に！

また、血流がスムーズな状態は、視神経を圧迫することで起こる緑内障の悪化も防いでくれるのです。

私の病院でも実際に少食生活をおすすめしていますが、多くの患者さんが白内障や緑内障の悪化を遅らせることに成功したり、視力を回復させたりしています。生活習慣病の一つである白内障と緑内障。健康的な食事を心がければ、このように進行を防ぐことも可能です。みなさんもぜひ少食生活を取り入れてみてください。

朝は毒素を排出する時間。食事代わりに抗酸化物質や食物繊維たっぷりの「青汁」を！

山口康三

私は1日2食の少食生活に取り組む人たちに、朝食の代わりに青汁を飲むようすすめています。量は、体調と相談しながら180〜360㎖を目安に。

目にいい青汁というのは、一年中手に入る小松菜をベースに、2〜3種類の旬の野菜を組み合わせた手作りの青汁です。旬の野菜には栄養がたくさん詰まっています。左ページのレシピを参考に、好みの野菜で作ってみてください。ただし、酸化を防ぐためにつくりおきはしないように。時間のない人は市販品でもかまいません。

青汁を飲む利点は2つあります。まずは、血液をドロドロにする活性酸素を退治するビタミンCなどの抗酸化成分や、亜鉛や鉄などのミネラル類をとれる点。活性酸素とは、細胞をさびつかせて老化に導く物質のことです。

2つ目は、食物繊維がとれる点です。体の毒素の75％もが、排便によって排出されます。食物繊維をたっぷりとれる青汁は、便秘改善の強い味方。便通がよくなれ

活性酸素を減らす「青汁」を飲もう

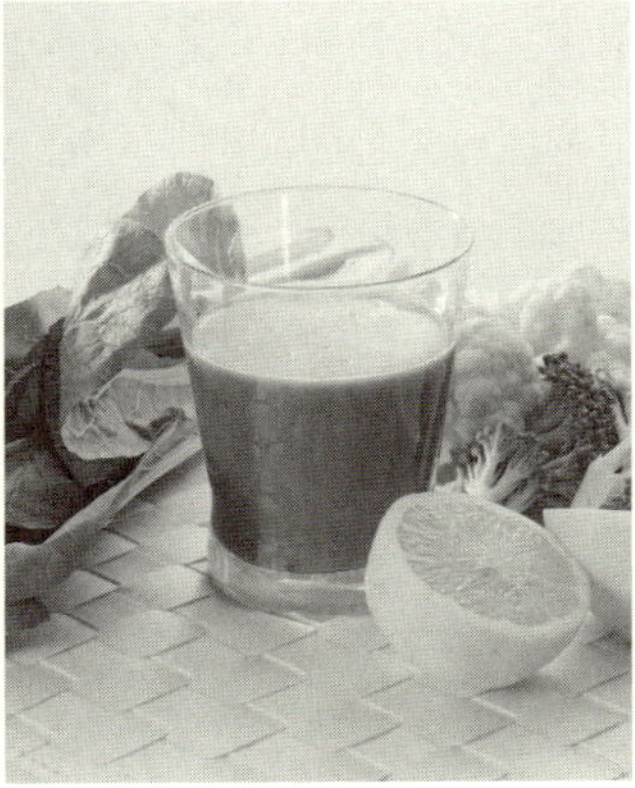

材料（約200㎖分）

小松菜…100ｇ
ブロッコリー…100ｇ
カリフラワー…100ｇ
レモン汁…大さじ1

作り方

1 小松菜、ブロッコリー、カリフラワーを適当な大きさに切る

2 ①をジューサーにかけ、レモン汁を加える（甘味を足して飲みやすくしたいときは、リンゴをプラス）

ば、血液の巡りもよくなります。

ところで、「朝食より夕食を抜いたほうが体にはいいのでは？」と思う人もいるかもしれません。しかしこれには、理由があります。

一日の体のリズムは、午前4時～正午が毒素を出す時間、正午～午後8時が栄養を吸収する時間、午後8時～午前4時が細胞の生まれ変わる時間、というふうに割り当てられています。つまり朝は、便や尿を出して、毒素を排出することに専念したい時間帯です。とはいえ、何も口にしてはいけないというわけではなく、尿を出すために、水分をたっぷりとってください。

※ワーファリンを服用している人は、青汁に含まれるビタミンKが薬の効き目を打ち消してしまうので、主治医に相談してください

やみくもに食事量を減らすのはNG。バランスよく、質のいい食品を選ぶ

山口康三

白内障や緑内障、加齢黄斑変性など、加齢が原因で起こる眼病は、生活習慣を見直して少食にすれば、誰でも改善できると私は信じています。少食といっても、やみくもに量を減らすだけでは逆効果です。栄養のバランスを考えながら、次のような質のいい食品を選ぶことが大切です。また90ページでは、献立例を紹介します。

①主食は未精白の穀類にする

胚芽やぬかのついた未精白の穀類を食べましょう。胚芽やぬかに含まれるビタミン類や鉄分、食物繊維といった栄養素は、血液を浄化するために必要な栄養素だからです。

②副食は野菜、海藻、魚介類

目は体の中で最も栄養素を消費する器官の一つです。各種のビタミンやミネラル類を、野菜や海藻、魚介類からきちんととりましょう。肉類は血液をドロドロにす

目にいい食品を選ぼう

OK食品

毎日食べたい主食

玄米・発芽玄米、胚芽精米、雑穀類（五穀米など）、玄そば（殻のついたそばの実）、未精白パン、未精白のめん類など

毎日食べたい副食

有機野菜、海藻、豆類、魚介類（白身魚、小魚、いわし、さばなど）、ろ過した水、薬草茶（柿の葉茶などノンカフェインでビタミンCが豊富なお茶）など

できれば少量にしたい食品

季節の果物、純粋はちみつ、油（しそ油、ごま油、亜麻仁油、オリーブオイル）など

NG食品

控えたい食品

白米、精白パン、精白めん類、肉類、ハム、ソーセージ、練り製品、揚げ物、白砂糖、化学調味料、コーヒー、紅茶、ジュース、菓子類、水道水、酒など

るので、たんぱく質の摂取は、魚や豆類から。

③甘い物や脂っこい物を控える

血液をドロドロにする甘い物と脂っこい物は、目だけでなく、全身の健康を損なう最大の敵だと思ってください。

そうはいっても、料理に甘味がないと寂しいもの。甘味を加えたいときは、炒めた玉ねぎや塩麹、甘酒を料理に加えましょう。練り製品や加工食品の中にも砂糖が潜んでいるので注意を。控えたい食品を上の表に記しましたので、活用してみてください。

主食 黒ごま玄米ご飯

玄米ご飯（茶碗2杯分）とすり黒ごま（大さじ4）を混ぜる（2人分）

主菜 たらのフライパン蒸し

●材料（2人分）

生たら……………… 2切れ
玉ねぎ…………………… 1個
かいわれ菜 …………… 適量
ポン酢じょうゆ‥小さじ2
白ワイン………… 大さじ2
レモンスライス……… 適量

●作り方

1 玉ねぎは薄切りにする
2 フライパンに①を広げ、たらをのせて白ワインをふりかけ、蓋をする。中火にかけて5分ほど蒸し焼きにする
3 器に②のたらを盛る。フライパンに残った玉ねぎにポン酢じょうゆを加えて混ぜ合わせ、たらの上にのせる
4 かいわれ菜とレモンを添える

副菜 とうがんと厚揚げの煮物

●材料（2人分）

とうがん………… 300ｇ
厚揚げ……………… 1/2枚
桜えび…………… 大さじ2
しょうが(千切り)…… 少々
A「出汁……………… 200mℓ
A└減塩しょうゆ… 大さじ1

●作り方

1 とうがんは種とわたを除き、皮をむいて一口大に切り、面取りをする。厚揚げは熱湯を回しかけて油抜きし、一口大に切る
2 鍋に①、A、桜えび、しょうがを入れ、とうがんが軟らかくなるまで煮る

汁物 モロヘイヤスープ

●材料（2人分）

モロヘイヤ…1袋(100ｇ)
里いも…………………… 1個
ねぎ………………… 1/3本
鶏ガラスープ…… 500mℓ
塩 …………… 小さじ1/4
こしょう……………… 少々

●作り方

1 モロヘイヤはみじん切りにする
2 里いもは皮をむいて半月切り、ねぎは縦半分に切って斜め薄切りにする
3 鍋に鶏ガラスープ、②を入れ、沸騰したら中火にして10分ほど煮る。①を加えさらに5分ほど、アクを取りながら煮て、粗熱をとる
4 ③をミキサーで撹拌し、塩・こしょうで味をととのえたら、鍋で温め直す

少食レシピ

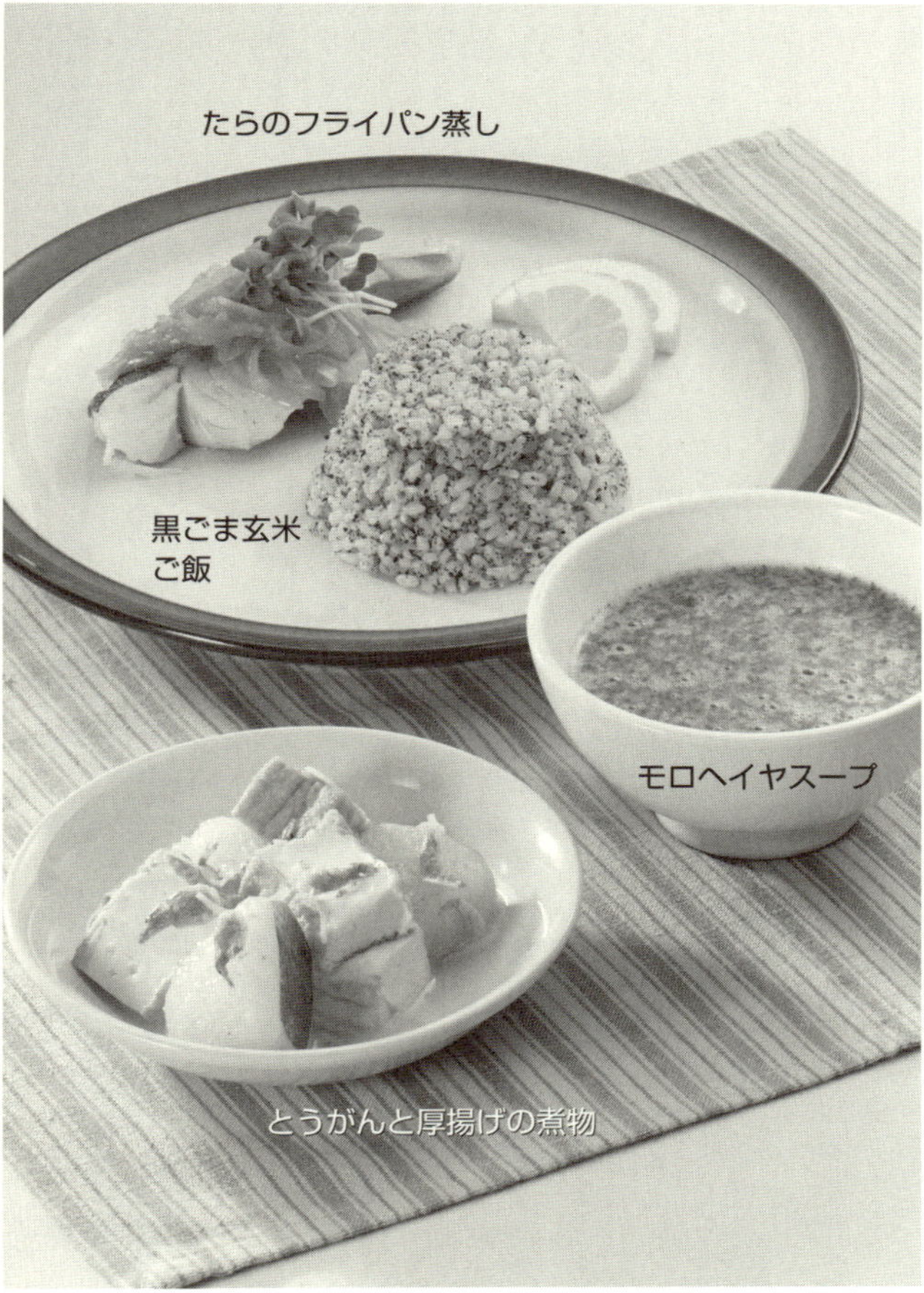
たらのフライパン蒸し
黒ごま玄米
ご飯
モロヘイヤスープ
とうがんと厚揚げの煮物

活性酸素を抑える抗酸化食品は目によい食品。食事に加えれば予防効果アップ！

日比野久美子

糖尿病網膜症の予防効果が期待できる「目によい食品」として、活性酸素を抑える抗酸化作用の期待できる食品を紹介しましょう。ただし、基本となる食事療法の実践が大前提。それに加える形で、これらの食品を取り入れてください。

活性酸素とは、体内で酸素が化学反応を起こして生成される物質で、人体に役立つ働きもするのですが、増えすぎると細胞を傷つけます。抗酸化作用のある栄養素の代表は、ビタミンA、ビタミンC、ビタミンEで、3つ合わせて抗酸化ビタミンと呼ばれています。どんな食品に含まれているかは、左ページの表を参考にしてください。また、ルテインという抗酸化作用のある成分は、黄斑変性に効果があることがわかっています。

ビタミンとともに、ミネラルも、必ず食品からとらなければならない栄養素です。ミネラルの中でも、亜鉛、銅、マンガン、セレンは、「抗酸化ミネラル」といわれており、やはり抗酸化作用があります。海藻や牡蠣《かき》、チーズには、これらのミネラルが豊富です。特に牡蠣には、亜鉛がとても多く含まれています。

これらの食品を意識的にとることは、糖尿病網膜症の予防にも役立つと思います。ただし、目によいからといって、食べすぎればカロリーオーバーになる食品もあります。その点は、十分に注意してください。

抗酸化作用のある目によい食べ物

●β-カロテン（プロビタミンA）
ニンジン、カボチャ、ニラなど

●ビタミンC
レモン、イチゴ、サツマイモなど

●ビタミンE
アーモンド、大豆、玄米など

●ルテイン
ほうれん草、ブロッコリー、トウモロコシなど

●ミネラル
海藻、牡蠣、チーズなど

食品ではありませんが、私は糖尿病網膜症の治療に、西洋医学を補う形で漢方薬を用いることがあります。例えば、柴《さい》苓湯《れいとう》は黄斑部の浮腫《ふしゅ》（むくみ）を抑える作用があり、牛車腎気丸《ごしゃじんきがん》は白内障にも有効です。ただし、漢方薬は病名ではなく、体質に合わせて処方するので、この漢方薬が誰にでも効くわけではありません。必ず漢方に詳しい医師に処方してもらいましょう。

食べる目薬「夜納豆」が血栓を溶かす！網膜血管閉塞症の予防・改善に効果大

玉井嗣彦

「網膜血管閉塞症」という病気をご存じですか。脳の血管が詰まる脳梗塞と同様、網膜血管閉塞症は、目の網膜にある血管が詰まる病気です。

網膜には動脈と静脈が４本ずつ通っていて、網膜動脈が根元からすべて詰まっている場合には網膜中心動脈閉塞症、動脈の一部が詰まっている場合には網膜動脈分枝閉塞症と呼んで区別しています。静脈も同様で、詰まっている場所により、網膜中心静脈閉塞症、または網膜静脈分枝閉塞症と呼びます。

詰まりの原因は血栓で、血管が詰まれば酸素や栄養素が網膜に行き渡らないばかりか、詰まった血管が破れて出血を起こし、目が見えなくなったり、視野の一部が欠けたりするのです。治療が遅れれば、視力低下や失明の危険もありますし、血管新生緑内障や、黄斑浮腫といった眼病にもつながります。

網膜血管閉塞症は血栓が第一の原因ですから、高血圧や糖尿病、動脈硬化、肥満などで血管が詰まりやすい人は発症するリスクが高くなりますが、夜に納豆を食べるだけの「夜納豆」は、網膜血管閉塞症の予防にも改善にも使える食事療法です。

納豆に含まれる成分「ナットウキナーゼ」が、血栓が作られないように働く

血管閉塞症の治療にはウロキナーゼという酵素がよく使われてきました。ウロキナーゼは血栓を溶かす作用があるプラスミンの前駆体、プラスミノーゲンに作用してプラスミンの生成を活発にします。このウロキナーゼと同様の働きをするのが、納豆に含まれる「ナットウキナーゼ」です。

ナットウキナーゼもまた、プラスミノーゲンの働きを高め、プラスミンを生成して血栓を溶かすよう働きますが、さらにナットウキナーゼは、血栓のもととなるフィブリンを分解し、血栓が作られないよう働くのです。また、納豆100gに含まれるナットウキナーゼの効力は、2万円分のウロキナーゼに相当します。「夜納豆」は金銭的にもやさしい食事法なのです。

血栓は朝にできやすいため、納豆は夜に食べましょう。治療を目的とした場合は1日1回1パック、予防を目的とする人は、週2回1パック食べましょう。ただし、血液凝固予防剤のワーファリンを服用している人は、納豆を食べないでください。

血行不良で視神経の細胞が死滅し、緑内障に。「キクイモ」など血液サラサラ食で予防を

葉山隆一

人間は血管から老いるともいわれています。それほど、血液や血管は健康を維持するうえで、大きなカギを握っています。血液がドロドロになれば血行は悪くなり、動脈硬化も進行します。その結果、糖尿病や高血圧といった生活習慣病も発症しやすくなってしまいます。

血行をよくし、血管を若々しく保つことが、生活習慣病を予防・改善し、健康を保つうえで重要なのです。それは、緑内障も同じことです。

視野が徐々に狭くなる緑内障は、生活習慣病の一つだと考えられます。偏った食生活や運動不足などによって、血流が次第に低下し、視神経の神経細胞が死滅していくのです。その結果、緑内障は進行していきます。そうなると、緑内障を防ぐには、目の血流をよくすることがとても大事になってきます。

気をつけたいのは、食生活です。動物性食品に偏ってしまうと、どうしても血流

は悪くなります。ですから、栄養のバランスがとれた食生活を送ることを心がけたいものです。

私が注目している食品の一つに、「キクイモ」があります。キクイモとは、キク科の植物です。イヌリンという成分を含み、これが血糖値の上昇を抑えたり、脂肪の吸収を防いだりしてくれます。その結果、血液がサラサラになり、全身の細胞が元気になってくるのです。

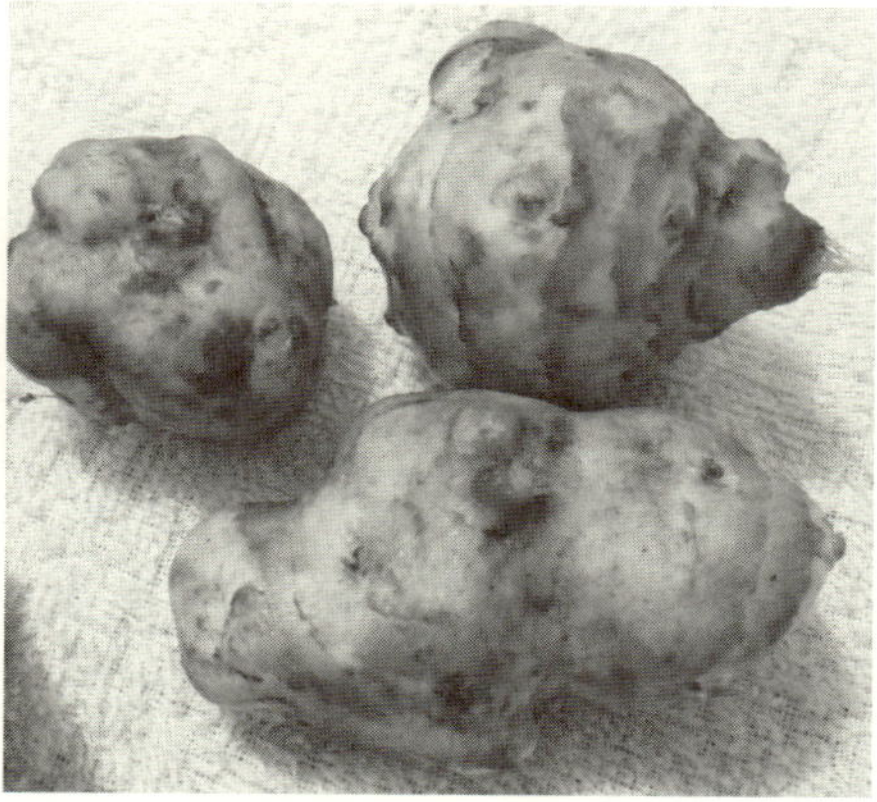

キクイモに含まれる成分「イヌリン」が血糖値の上昇を抑え、血液をサラサラに

もちろん、目の血流もよくなり、視神経の細胞の働きも活発になることが期待できます。こうした食品を上手にとりながら、緑内障を予防していくことも、大事になってくるでしょう。

一度失った視力は戻ることはありません。かけがえのない目を、大切にしていきましょう。

緑内障対策をはじめとする目の健康を守る栄養素は、「雑穀」に豊富に含まれている

柏原幸代

雑穀には、白米と比較して、ビタミンやミネラルが豊富に含まれています。ビタミンやミネラルは健康によく、緑内障の予防・改善にも役立ちます。そこで、緑内障や目の健康によいといわれている栄養素を紹介します。

■ビタミンB_1

これには、視神経の状態を健全化してくれる作用があります。日本人に不足しがちなビタミンですので、積極的に摂取したいものです。

■ビタミンB_2

網膜の毛細血管を健康に保ちます。また、目の表面を保護する作用もあります。

■ビタミンB_3

毛細血管を拡げて、血液の流れをよくしてくれます。目の血流もよくなり、目の各機能の働きも高めてくれます。

■ビタミンB_5(パントテン酸)

副腎皮質ホルモンを助ける働きがあります。このホルモンは、日中の眼圧を調整する作用があるのです。

■ビタミンB_6

角膜や水晶体を健康に保つ作用があります。

このように、雑穀には目の健康に役立つ栄養素が豊富に含まれています。また、抗酸化力が高く、血液をドロドロにして動脈硬化を促進させる活性酸素の害を防ぐ働きにも優れています。緑内障に関しても、血流の停滞が一因となっていると考えられるので、その意味でも雑穀の強い抗酸化力は大いに役立つはずです。

雑穀を選ぶ際は、鮮度のいいものを選ぶこと。また、国内で流通しているものの約9割が輸入品です。国産と書いてあっても、輸入穀物を国内でブレンドすると国産になってしまいます。こうした点に気をつけながら、雑穀を選んでください。

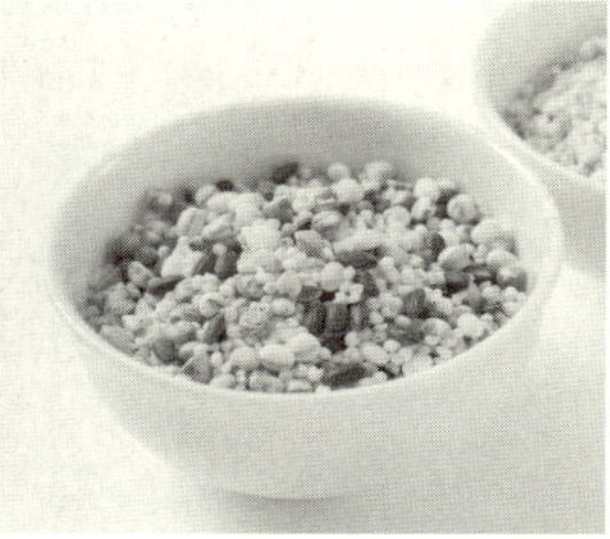

雑穀にはビタミンやミネラルなど
緑内障を予防する栄養素が豊富

「玉ねぎのみそ漬け」で腸内環境を整えて、視力を上げ、目の不快症状を取り除く！

山口康三

私は眼病の治療を行いながら、病気そのものを防ぐ方法を研究してきました。その中でも特に食生活の重要性に注目し、患者さんたちに指導しています。

また、1日3回、お通じがあるということも重要です。腸内環境を整えれば、目年齢を若くすることも十分に可能だといえます。そのためには、腸のぜん動運動を弱くする食べすぎをやめ、食事の量を減らすことが肝心。具体的な方法としては、玄米をよく噛んで食べ、野菜中心のおかずをとることをおすすめします。野菜中心のおかずというと迷う人もいるので、副菜に漬け物を漬けることを提案しましょう。おすすめなのは、玉ねぎで作る「玉ねぎのみそ漬け」です。

発酵食品に豊富な乳酸菌と、玉ねぎに含まれるオリゴ糖は、腸内の善玉菌を増やし、腸内環境を整えてくれます。もちろん食物繊維もたっぷり。お通じが1日に3回まで増えてくると、白内障や緑内障であっても視力が上がってきます。

「玉ねぎのみそ漬け」の作り方

材料　玉ねぎ…１個、みそ…大さじ７～８

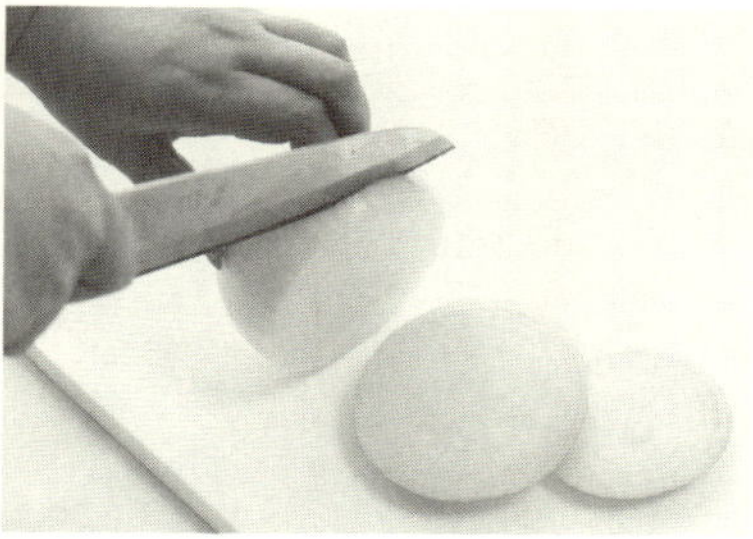

1

玉ねぎの皮をむき、６等分の輪切りにする

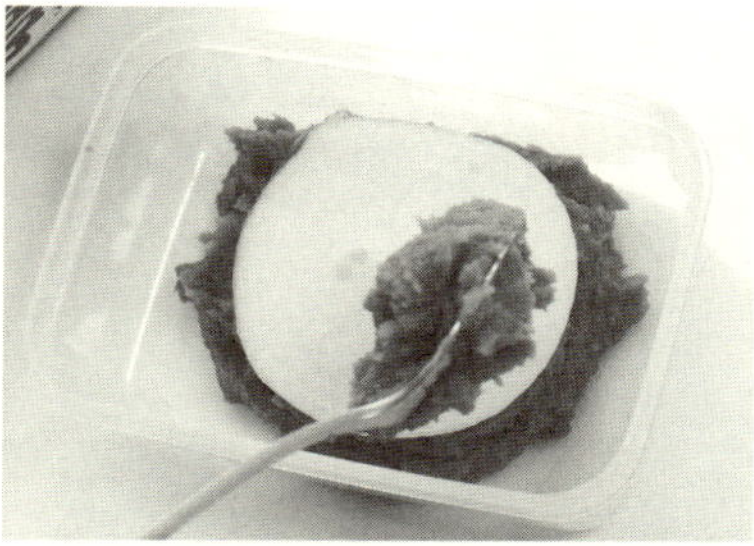

2

保存用の容器に、みそ大さじ１を敷き、玉ねぎをのせ、みそ大さじ１を塗ってまた玉ねぎを重ねる。最後の輪切りの表面にもみそを塗る

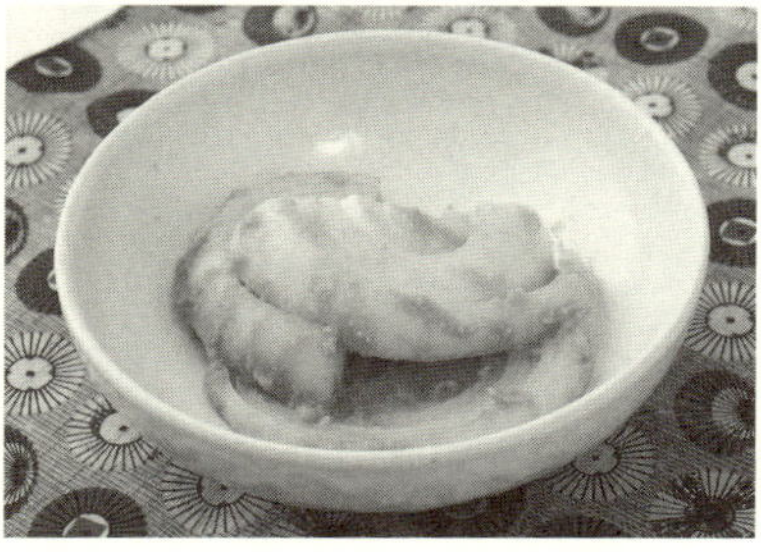

完成！

２時間おけば食べられる。１日に１～２切れを食べる。２日目以降は味が濃くなるので、スプーンなどで玉ねぎについたみそを取り除き、冷蔵庫で保存する

「アスタキサンチン」が活性酸素を抑制。緑内障を予防する鮭のバター焼き

落合 敏

水晶体や角膜などに酸素や栄養を送っているのが、房水。緑内障の主な原因は、この房水の詰まりだといわれています。房水の詰まりの原因の一つは、細胞をさびつかせる活性酸素にあると考えられます。

細胞が酸化するのを防ぐには、抗酸化成分を含む食物をとりましょう。鮭の赤色の成分は「アスタキサンチン」という食物色素で、細胞膜に含まれるビタミンEの約1000倍もの抗酸化力があるといわれています。

また、バターに含まれるビタミンAは、涙の量を増やして目の粘膜を保護したり、暗い場所でも目が見えるよう、光や色を感受する機能を助けたりする作用があります。これらを一緒にとれるのが、「鮭のバター焼き」です。

アスタキサンチンは、エビやカニ、イクラ、海藻など、海でとれる食材に多く含まれていますので、1日1品、食卓に並ぶのが理想です。

「鮭のバター焼き」の作り方

材料（1人分）

生鮭…１切れ
バター(塩分不使用)…10g
酒…大さじ1/2、レモン…適量

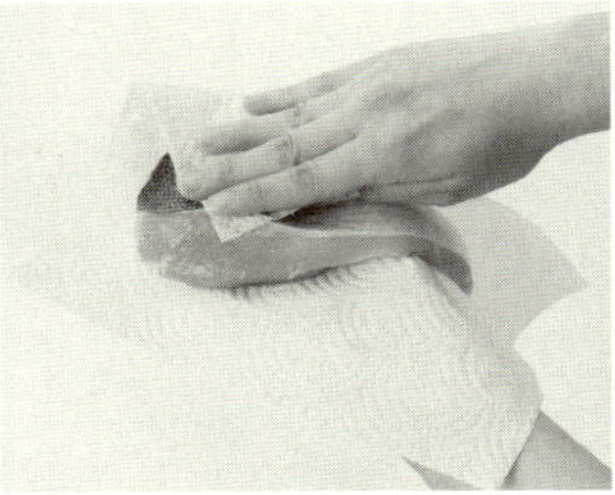

1 鮭に酒を回しかけて５分ほどおき、ペーパータオルで余分な水分をふき取る

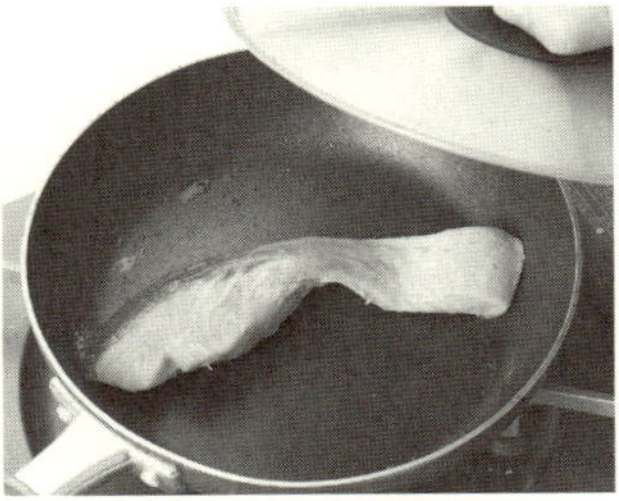

2 熱したフライパンに鮭を入れ、蓋をして６～７分蒸し焼きにする。片面が焼けたらひっくり返して、さらに焼く

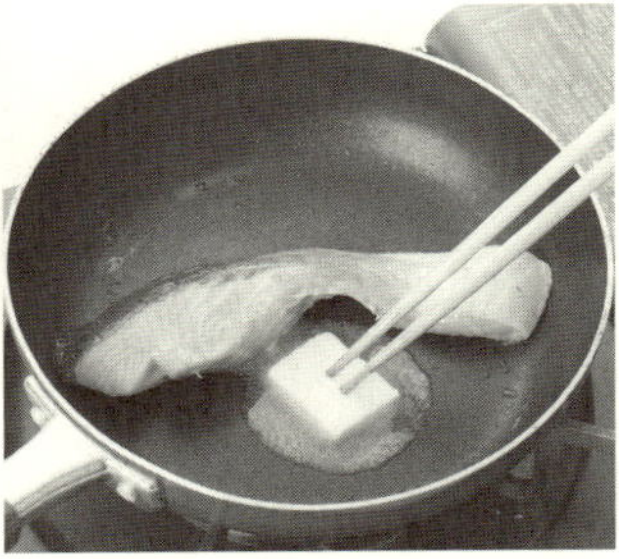

3 全体的に火が通ったら、バターで風味をつける

完成！

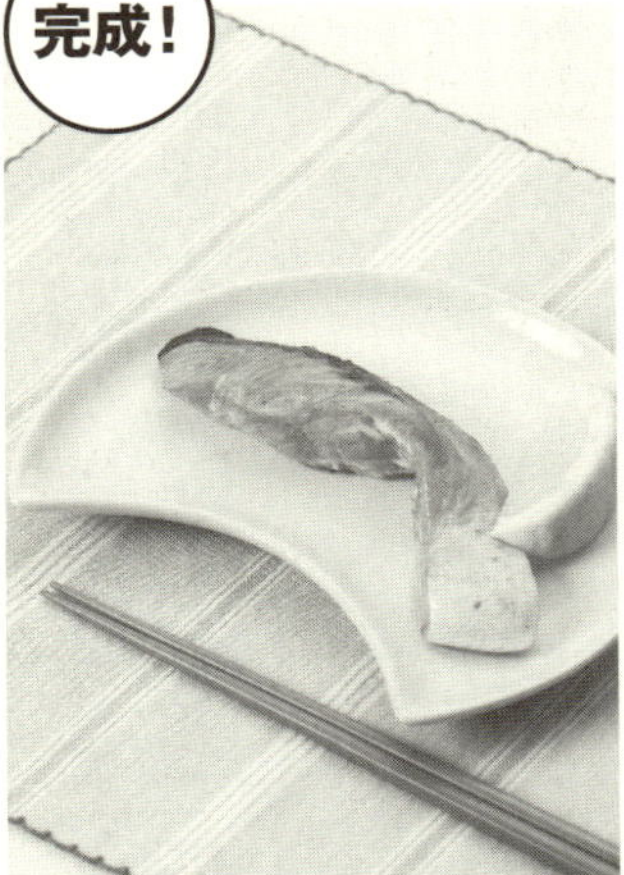

食べる直前にレモンを搾る

「β-カロテン」と「ビタミンE」が活性酸素を抑制。視力をアップするニンジンのナッツ和え

落合 敏

目のまわりの血流が滞ると、ピントを調節する筋肉や眼球を支える筋肉がこりかたまり、視力が低下します。また血流不足は、目の思わぬ病気にもつながります。

そこでおすすめしたいのが「ニンジンのナッツ和え」です。ニンジンに含まれるβ《ベータ》-カロテンには、ストレスや紫外線により増加した活性酸素の働きを抑制する作用があります。また、β-カロテンは、体内でビタミンAに変わる性質を持っていますが、ビタミンAが減少すると、暗い所での視力が低下する夜盲症になることもあります。さらに、ビタミンAには目の粘膜を保護する働きあります。

一方、種実類のナッツには、ビタミンやミネラル、たんぱく質などがバランスよく含まれていて、大変栄養価の高い食材といえます。特にビタミンEは抗酸化ビタミンといわれ、先ほど出てきた活性酸素から目の細胞を守る働きをするほか、血流を促す効果もあるので、視力アップにはもってこいの食材です。

「ニンジンのナッツ和え」の作り方

材料

ニンジン…１本
お好みのナッツ…50g
お好みのドレッシング…適量

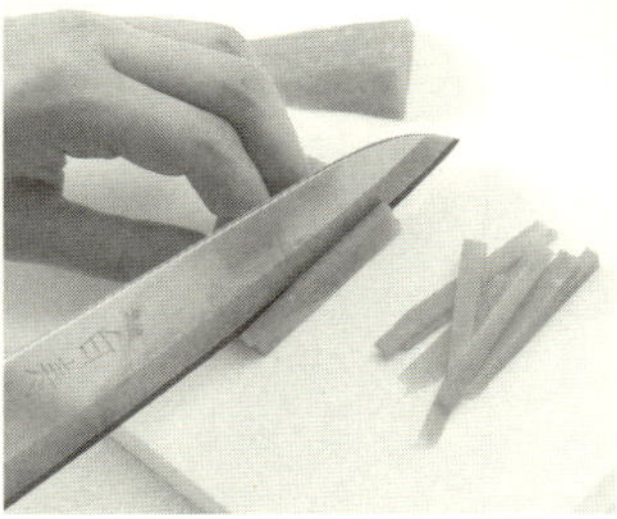

1 皮をむいたニンジンをラップでぴったり包み、電子レンジで２～３分加熱した後、マッチ棒くらいの太さに切る

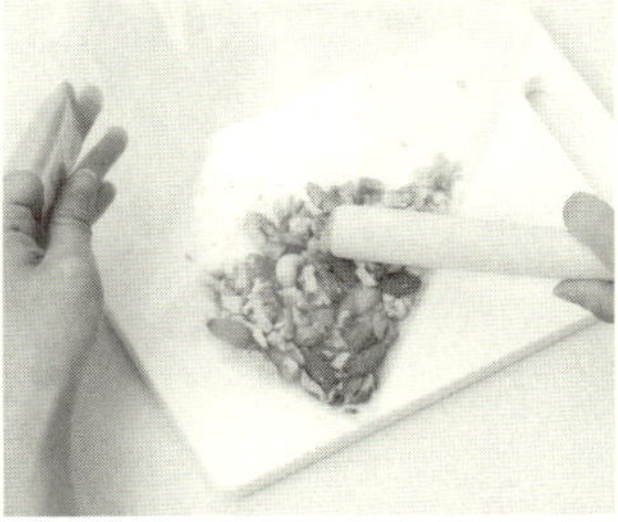

2 ナッツを袋に入れ、細かく砕く

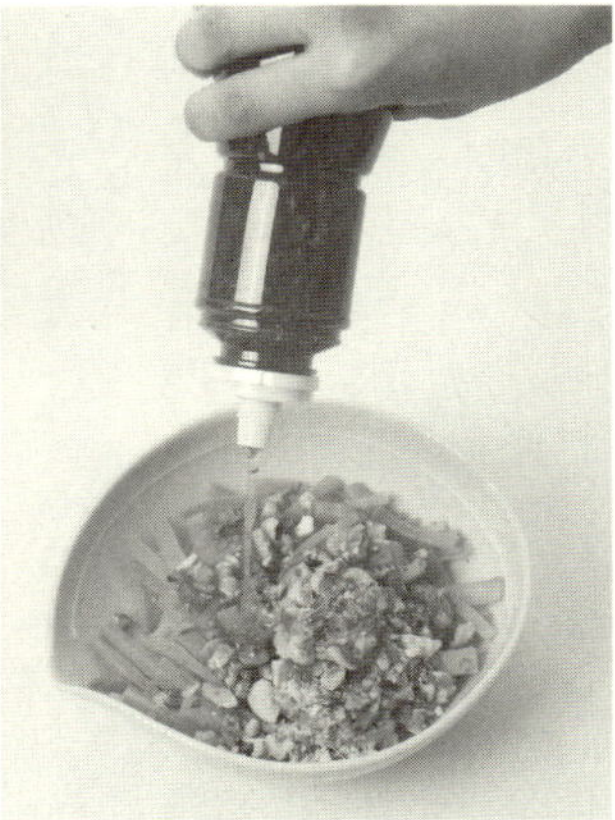

3 ニンジンとナッツを同じ器に入れ、ドレッシングで和える

完成！

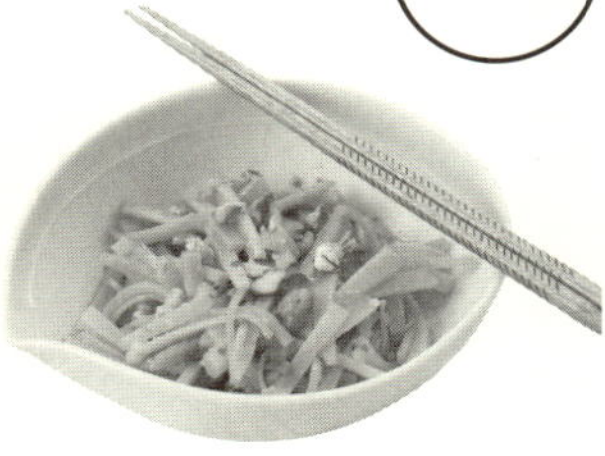

おかずの１品に。１日２回、朝と晩に分けて食べる

黄色の植物色素「ルテイン」がとれるほうれん草のソテーで網膜を守る！

梅田悦生

網膜はく離は失明につながる目の病気で、加齢によって起こることも少なくありません。そんな網膜はく離を予防して進行を抑えてくれるのが、黄色の植物色素「ルテイン」です。植物色素とは、植物が紫外線により発生する活性酸素から自分の身を守るためのもの。野菜に緑や赤、黄色、紫などの色がついているのは、そのためです。なかでも黄色は、紫外線やテレビなどが放つ青色の波長の光をさえぎる性質があります。ルテインは目の各組織に存在していますが、特に多いのが網膜です。網膜は視力や色覚の機能を司り、光が常に集まる部分。光から目を守るためにルテインが消耗され、消耗された分は補わなければなりません。

ルテインを多く含む食材は、黄色や橙色、緑色のもの。なかでもほうれん草は、レタスやブロッコリーの5倍弱も含んでいます。ルテインは脂溶性の植物色素ですから、油で炒めて食べるのがよいでしょう。

「ほうれん草のピリ辛ソテー」の作り方

材料（1食分）

ほうれん草…1束（約200g）、ニンニク…1片、鷹の爪…1本、ごま油…大さじ1/2、塩…小さじ1/4、こしょう…適量

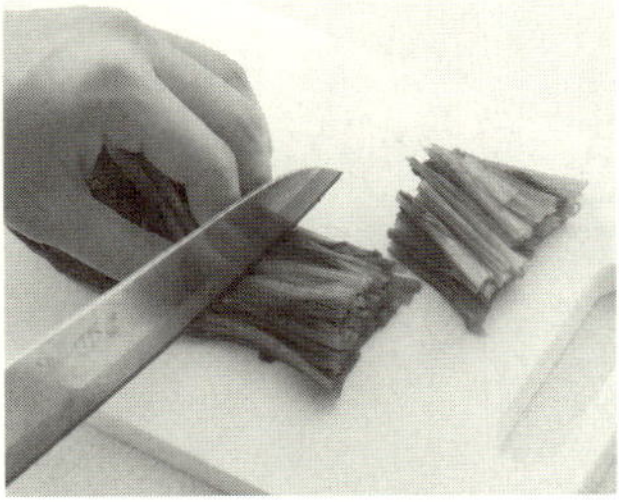

1 ほうれん草は沸騰した湯でさっとゆで、水にさらしてから絞り、3㎝長さに切る

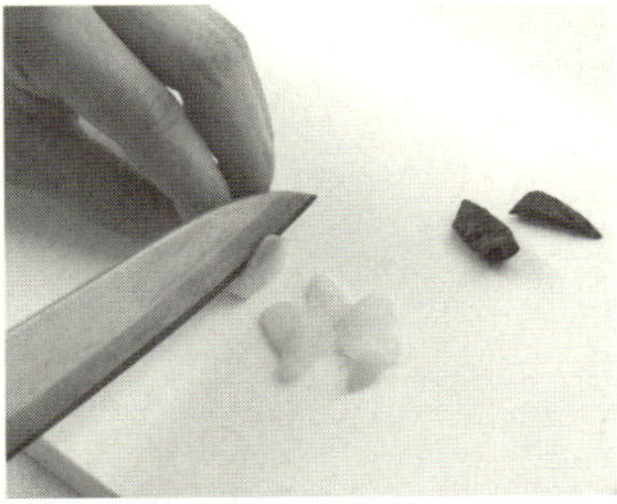

2 鷹の爪は2つに切り、種を除く。ニンニクはスライスする

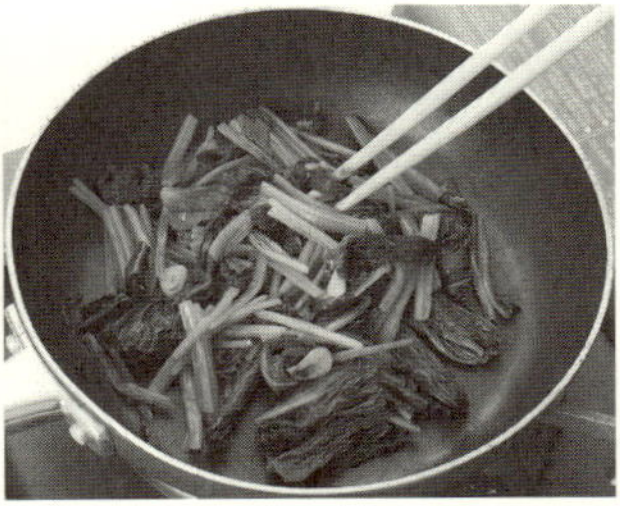

3 フライパンにごま油と②を入れて中火にかけ、ニンニクにうっすらと焼き色がついたら、①を加えほぐすようにして炒める。塩・こしょうで味をつけたら完成

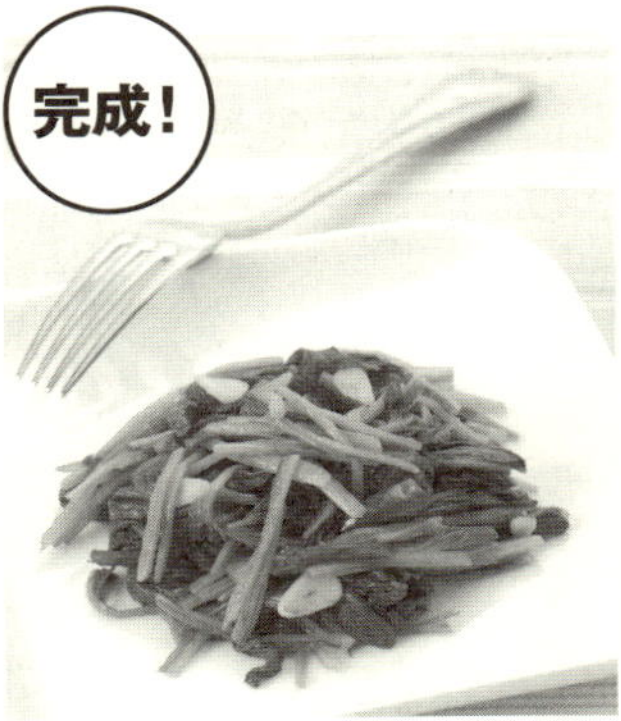

ニンニクと鷹の爪が血行を促進し、ごま油のビタミンEが老化を防止！

老眼には「カルシウム＋酢」が効果テキメン。しっかり骨まで届く風化カルシウムもよい

『健康』編集部

カルシウムといえば、骨の材料の一つであり、不足すると骨粗しょう症の原因になる、といったイメージがあるのではないでしょうか。体内の99％のカルシウムが骨や歯に使われていますが、実は残りの1％のカルシウムも重要な働きをしているのです。

その働きとは、①体の筋肉を収縮、弛緩《しかん》させる、②脳の指令を神経に伝える、③免疫の働きを助ける、④血液を固まらせる、⑤ホルモンの分泌調整や酵素の働きを助ける、というものです。

このように元気な体を維持するのに欠かせないカルシウムは、目に関わる筋肉や神経の働きにも作用するので、定期的に摂取すると老眼防止にもなります。それでは、カルシウムはどうやって摂取するのがいいのでしょうか。

300種類のカルシウム剤を飲んだ後、血液検査や骨密度などを測定したデータ

によると、カルシウム剤によっては、ただ摂取するだけでは、血液中のカルシウム濃度が上昇するだけで、骨密度は増えていませんでした。

カルシウムを吸収させるには、酢を一緒にとること

これはイオン化されたカルシウムが、細かすぎて骨に到着する前に臓器などで吸収され、沈着するのが原因。沈着したカルシウムが、血管や臓器、関節に蓄積すると、脳梗塞や神経痛、腰痛などの原因になりうるというデータもあります。また、上がってしまった血液中のカルシウム濃度を下げるために、さらに体内のカルシウムを排出してしまい、体内でカルシウムが不足するという事態に陥ります。

そこで血液中のカルシウム濃度を上昇させないで、骨にカルシウムを吸収させ骨密度を上げる方法として、カルシウム剤と酢を一緒にとるといいということが、同様の実験でわかりました。ですから、カルシウムたっぷりのちりめんじゃこやしらす干しに酢をかける、ミネラルウォーターに酢を入れるなどの工夫をするといいでしょう。市販のカルシウム剤を選ぶなら、風化した貝殻から作られた「風化カルシウム」がおすすめです。漢方薬として珍重される牡蠣の殻と同様に、炭酸カルシウムを多く含み、しっかり骨まで届くといわれています。

40代からの目のトラブル予防に！1日1杯で目に効く「ニンジンジュース」

島本悦次

医者の不養生を避けるために私は、20年以上前から「ニンジンジュース」で健康を維持しています。それは、ニンジンに全身の老化予防に不可欠な抗酸化物質となるβ-カロテンが豊富に含まれているから。しかもジュースでとれば、手軽で続けやすく、消化にいいのも愛飲の理由です。

目のトラブルには特におすすめで、β-カロテンは体内に取り込まれると、必要な分だけビタミンAに変わります。ビタミンAは、眼の網膜にある光を調整している視細胞に不可欠な栄養素。視細胞にビタミンAが足りなくなると、光の調節が困難になり、視力の低下や夜盲症などになりやすくなります。

また、「ニンジンジュース」を毎日飲めば、加齢が引き起こす老眼や白内障、緑内障の予防や進行の抑制効果が期待できます。健康効果を得るには、1日1杯を長く、毎日続けることです。市販品もあるので、ぜひ試してみてください。

「ニンジンジュース」の作り方

材料（1～2杯分）

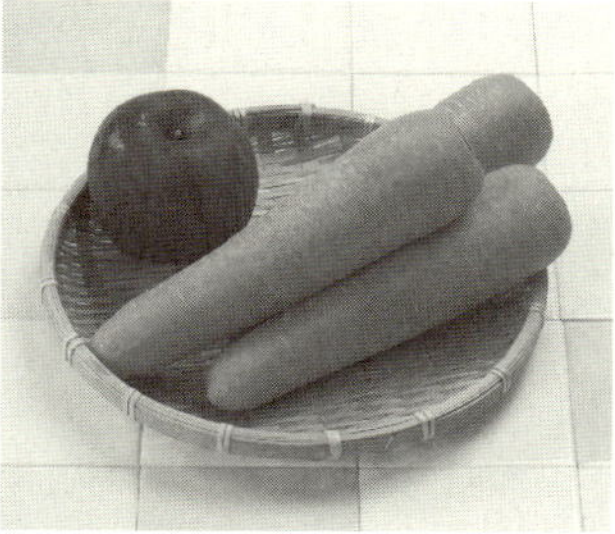

ニンジン…3本
（小さめのものなら4本）
リンゴ…1/2～1個
（お好みで調整）

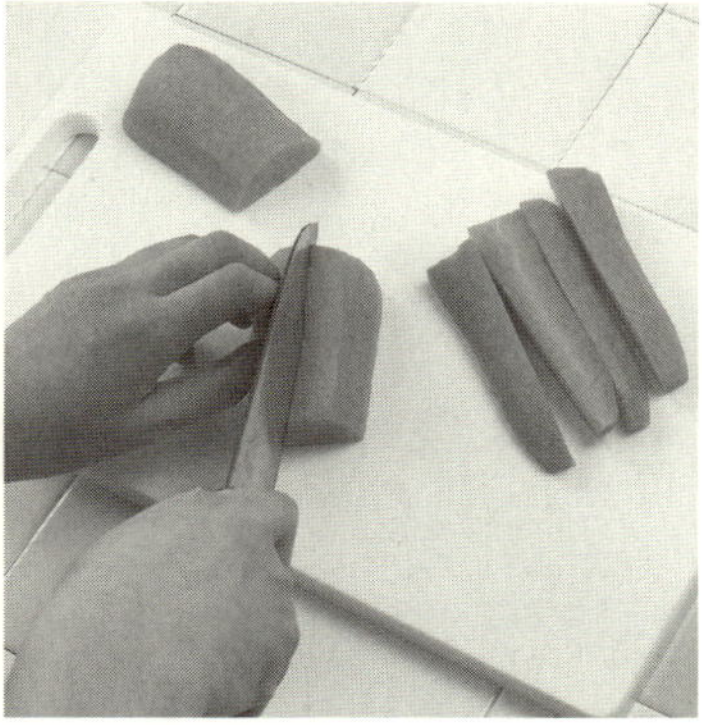

1 材料をよく洗い、ジューサーに入れやすい大きさに切る

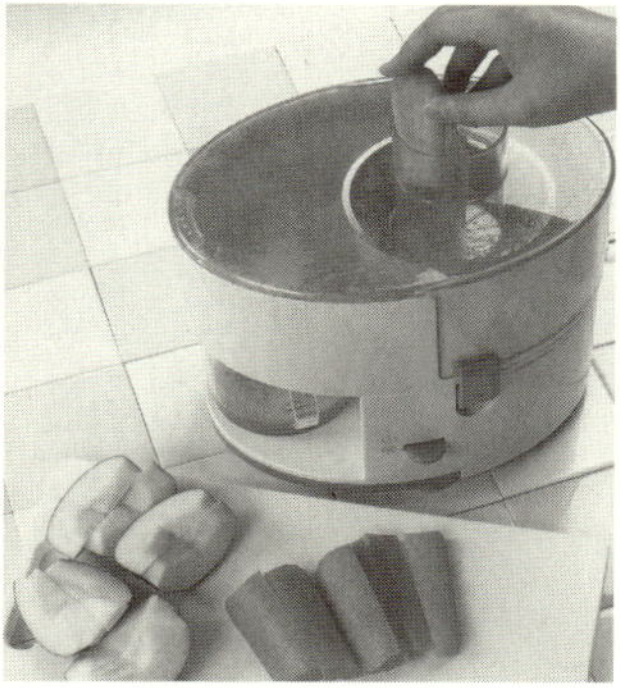

2 ①をジューサーに入れて、ジュースにする

完成！

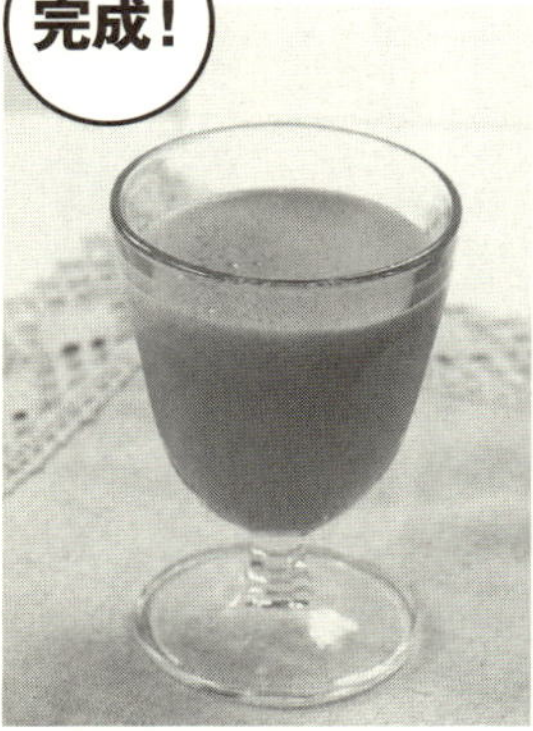

1日1杯を空腹時に飲む

糖尿病網膜症の予防には欠かせないビタミンEが豊富な「発芽玄米ジュース」

落合 敏

私たちの体は約60兆個の細胞からできており、その一つひとつはビタミンEの膜によって老化の原因となる活性酸素から守られています。ところが、活性酸素が体内に大量に入ってきたり、ビタミンEが体内で不足したりすると、活性酸素が膜の内側へ侵入し、不飽和脂肪酸と結合して過酸化脂質になります。

糖尿病を持っている人に多く発症する網膜症はもちろん、全身の老化予防にもビタミンEは欠かせません。そのビタミンEを多量に含んでいるのが、発芽玄米。発芽玄米にはまた、食物繊維や各種ビタミンも豊富で、生活習慣病予防に優れるギャバや亜鉛のほか、ポリフェノールの一種で抗菌・抗酸化力の高いフェルラ酸も含まれています。「発芽玄米ジュース」は、網膜を守る栄養素が多く含まれる発芽玄米粉に、高血圧によいといわれるカリウムが含まれるリンゴなどを加えたジュース。胃腸が弱く、玄米を食べられない人にもおすすめです。

「発芽玄米ジュース」の作り方

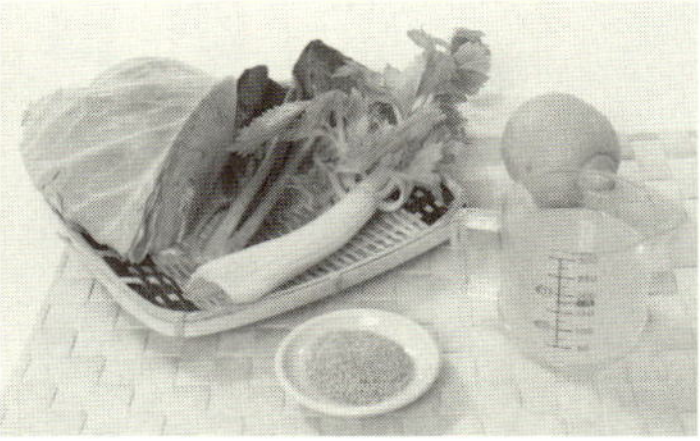

材料（1杯分）

リンゴジュース…200㎖
パセリ、セロリ、キャベツ、小松菜など緑黄色野菜…適量
発芽玄米粉…大さじ1
レモン汁…少々

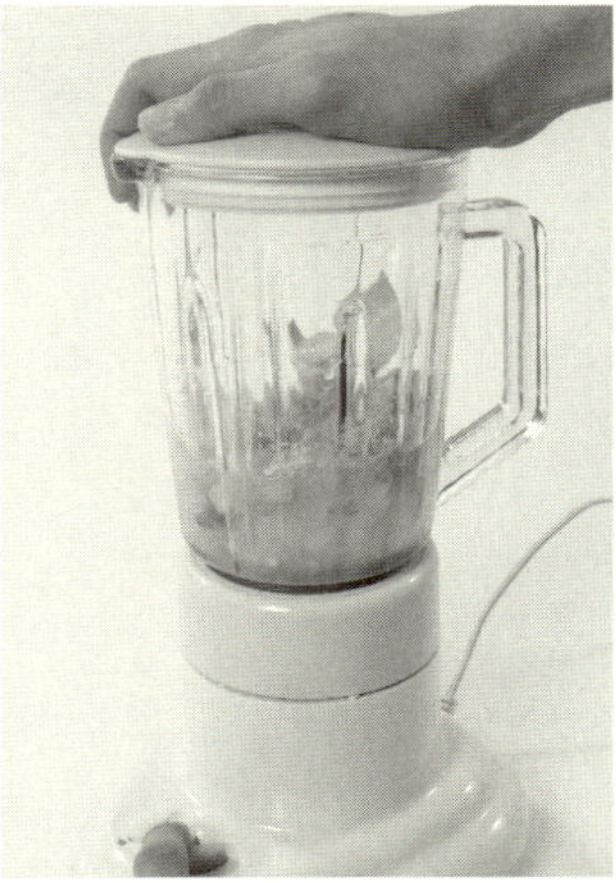

1 ミキサーにレモン汁以外の材料をすべて入れて撹拌する

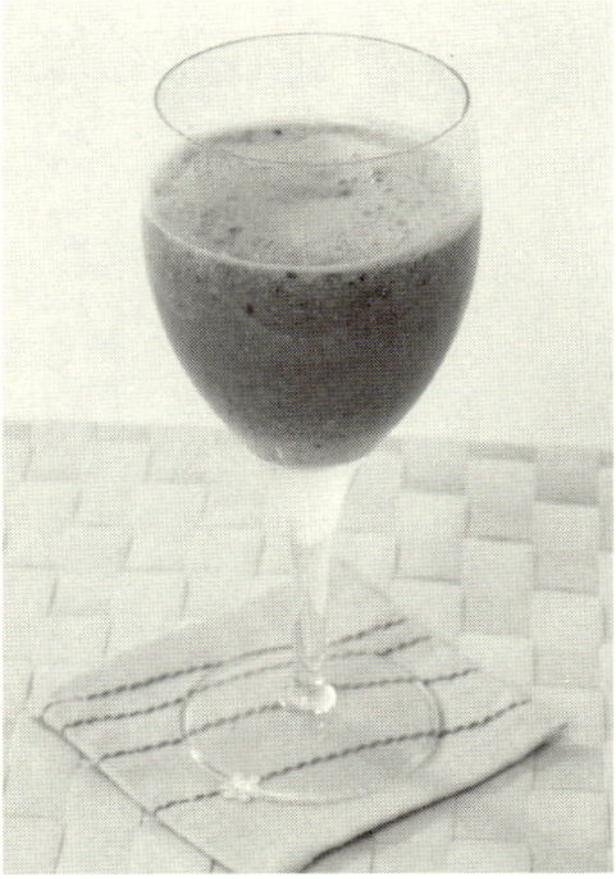

2 グラスに氷を入れて①を注ぎ、好みでレモン汁を加える

コツ リンゴをそのまま使うときは、よく洗って皮ごと利用すること。皮に含まれる色素・リコピンは、抗酸化力が高い

1日1杯、朝飲んで、白内障・緑内障を予防・改善する「目年齢下げジュース」

岡本羽加

東洋医学では、緑内障や白内障を区別して考えません。目の病気として大きなくくりの中にあり、基本的には「気血」の巡りが悪くなっているときに現れる症状の一つです。

気血とは、体を流れる生命エネルギーのこと。これが滞ることで、目に必要な栄養が行き渡らなくなったり、代謝が落ちたりして目のトラブルが出てくるのです。

また東洋医学では、生命エネルギーと合わせて、体の機能を系統化してとらえる「五臓六腑」という考えが基本にあります。生命エネルギーを生成・分泌している「肝、心、脾、肺、腎」を「五臓」、五臓の補佐をしながら消化・吸収・排出を促す「胆《たん》、小腸、胃、大腸、膀胱《ぼうこう》、三焦《さんしょう》」を「六腑」といい、総称して五臓六腑と呼んでいます。病気や症状からこれらのどこが弱っているかをつきとめ、五臓六腑を元気にする食べ物などを導き出し、病気を根本から治していくのです。

目と関わりのある臓器

「口内炎があるときは、胃が弱っている」というように、東洋医学では臓器のどこかが弱っていると、ほかの部分に症状が出るという考え方をします。目や目の病気は以下のように考えます

肝　目と一番関わりがあるとされています。気血の巡りが悪くなると肝が弱って、目に病気が現れるとされています

腎　成長や生命に関わっています。腎の働きが悪くなると老化を早めたり、エネルギー不足になったりして病気になりやすくなります

脾・胃　脾や胃は消化や吸収、代謝に関わっています。いくら栄養をとってもここが弱っているとエネルギーにならないため、とても重要な臓器と考えられています

例えば、白内障の原因は老化によるものが多いので、その予防・改善にはまず目と関わりがある肝の働きを高めることと、そして老化を止めて若返らせるのに関係する腎の働きを高めることが大切になります。

一方、緑内障は視神経が障害を受けて視力が低下したり、視野が狭くなったりします。そこで目と関わりがある肝のほか、神経の働きを正常に戻すために、免疫や栄養の吸収、循環に関わりがある脾・胃の働きを高めることが必要です。

東洋医学では、脾・胃の働きは非常に大切だと考えられています。先ほど、老化の防止には腎の働きを高めることが大

切といいましたが、腎は生命力や免疫力にも関わりのある臓器で、ここが弱っていると目だけではなく、体のあちこちに不調が出てくるのです。しかし、腎を元気にするためには、そのベースとなっている脾・胃がしっかりと働いていなければなりません。消化・吸収を司る脾・胃が弱っていると、物を食べてもエネルギーに変えられず、ほかの臓器も元気がなくなります。そのため、脾・胃の働きは日ごろから高めておくことが大切です。

「目年齢下げジュース」は、肝・腎・脾・胃をそれぞれ元気にすると同時に、栄養学的にも目にいいといわれている成分のβ-カロテンやルテイン、アントシアニン、ビタミンA・B群・Cなどを含む食材を選んでいます。1日1杯を目安に朝飲むようにしてください。ジューサーではなくミキサーで作るのもポイント。栄養素が壊れにくく、また食物繊維も一緒にとれるのでおすすめです。氷は内臓を冷やしてしまうので入れないでください。

また、白内障の人は普段から軽い運動を心がけ、緑内障の人は免疫力や自己治癒力を高めておくことも大切です。「目年齢下げジュース」と一緒に、こうした普段の生活に気を遣うことで、より効果を高めることができるでしょう。

白内障に効く！

ほうれん草のジュース

材料（1杯分） ほうれん草…30g（4株分の葉）、パイナップル…150g、水…200㎖

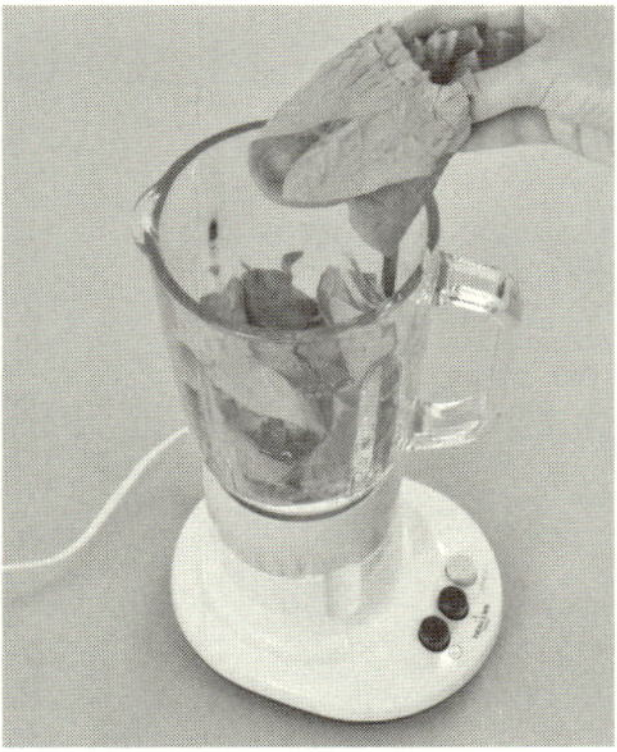

1 ほうれん草を水で洗い、葉の部分をミキサーに入れる

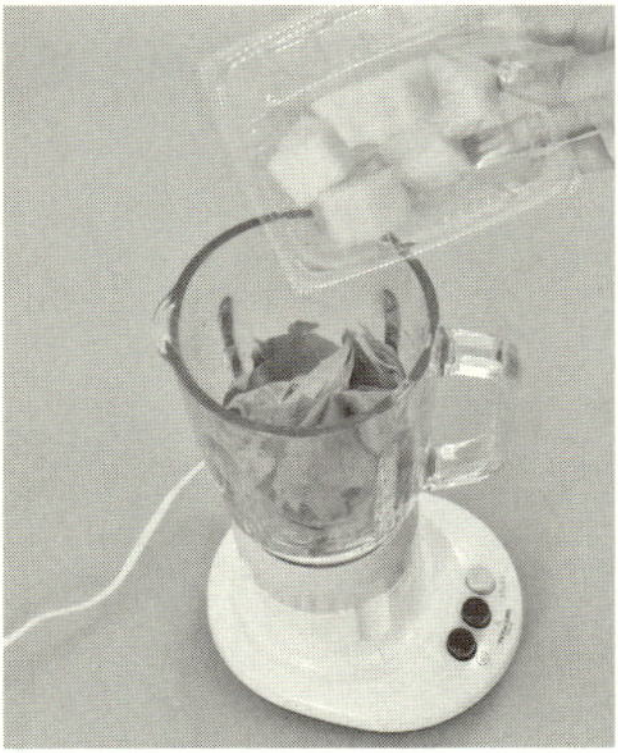

2 ①に適当な大きさに切ったパイナップルと分量の水を入れて撹拌する

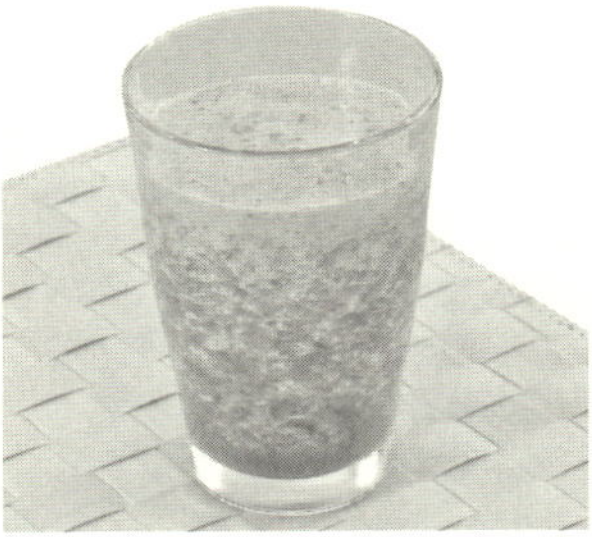

目年齢下げのポイント

ほうれん草には植物色素であるルテインが多く含まれています。ルテインは水晶体をはじめ、毛様体や虹彩、網膜などにも存在していて、紫外線やテレビ、パソコンなどから発せられる光から目を守る役目をしています。また、東洋医学的には養血の作用があり、きれいな血を作るのに役立ちます

白内障に効く！

ブルーベリーのジュース

材料（1杯分） ブルーベリー…50g、赤ワイン…大さじ2、レモン…1/2個、水…200㎖

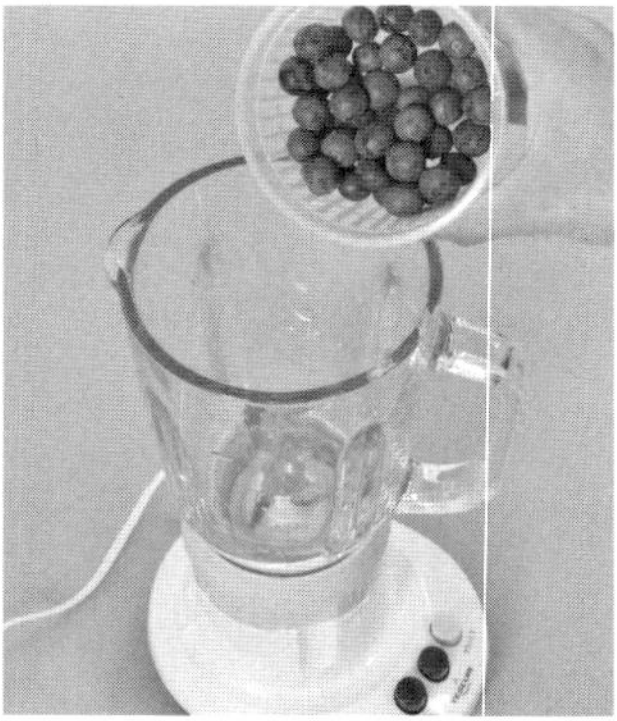

1 ブルーベリー、赤ワイン、分量の水を一緒にミキサーに入れる

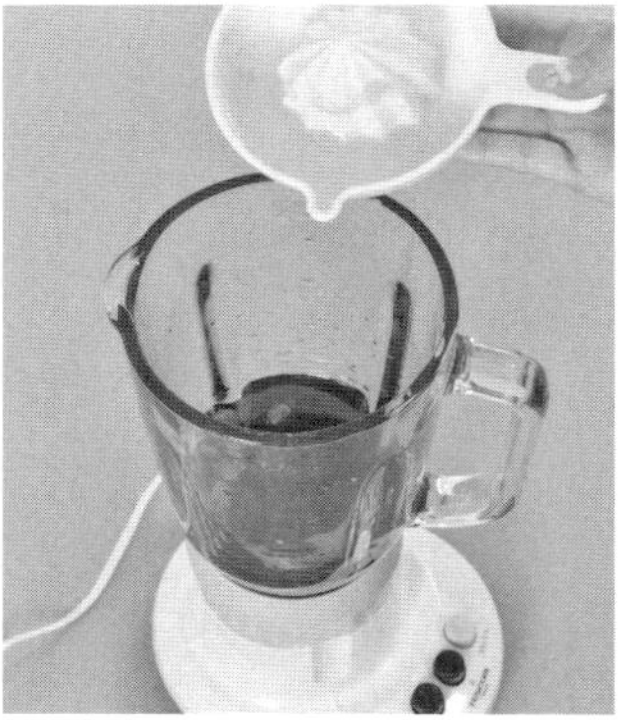

2 ①にレモンの搾り汁を入れて撹拌する

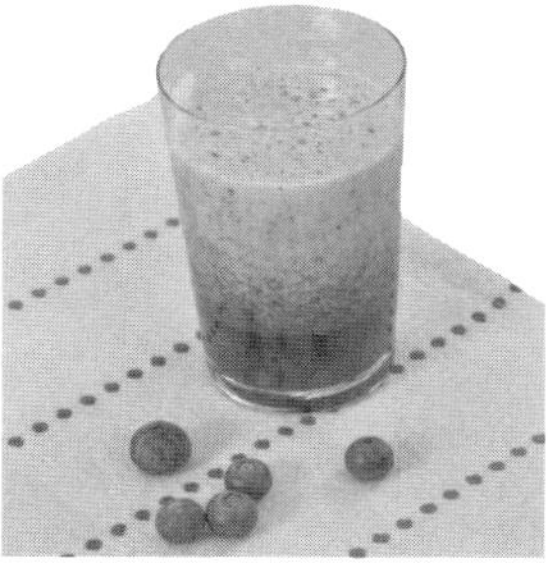

目年齢下げのポイント

ブルーベリーと赤ワインには目の血流を促し、毛様体の働きを高める作用があります。東洋医学的にはブルーベリーには体に潤いを与え、目と関わりがある肝と、生命力に関わりがある腎の働きを整える作用があります。小さなお子さんやアルコールが気になる人は、赤ワインは煮切ってから入れてください

緑内障に効く！

ブロッコリーとキャベツのジュース

材料（1杯分） ブロッコリー…２房、キャベツ…１枚、レモン…１個、水…200㎖、はちみつ…スプーン１杯程度

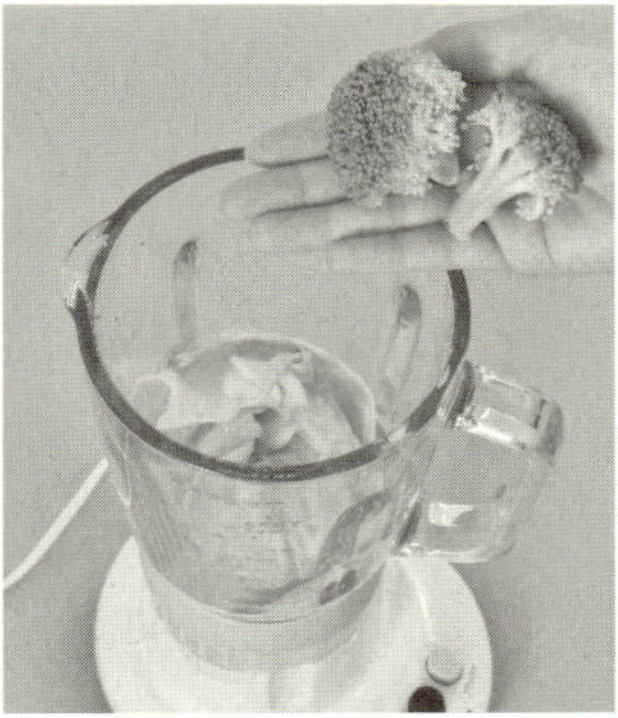

1 はちみつ以外の材料をミキサーに入れて撹拌する

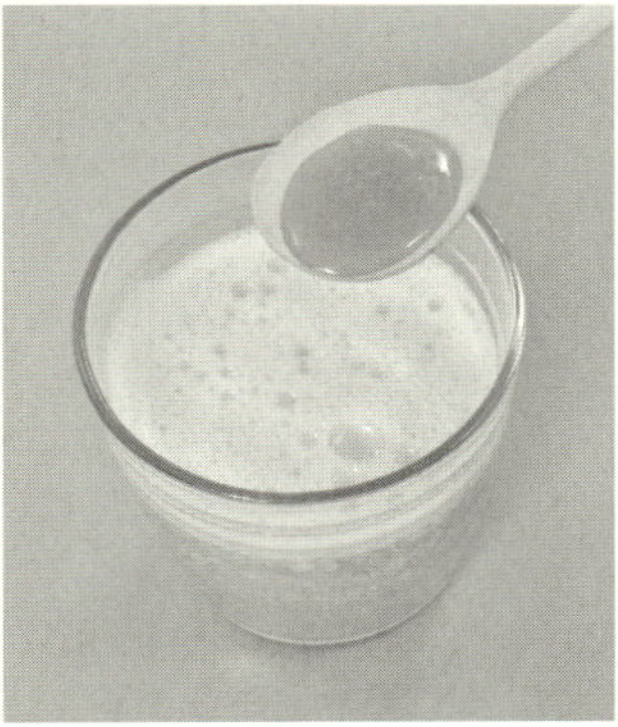

2 ①をコップに注ぎ、好みではちみつを溶かす

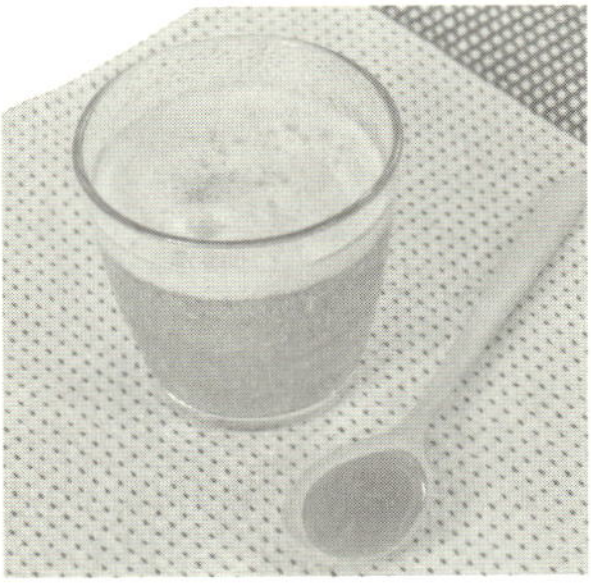

目年齢下げのポイント

緑内障の大きな原因とされている眼圧を下げるのに有効な成分は、ビタミンB_6、C、Eといわれています。ブロッコリーにはβ-カロテンのほか、ビタミンB群とCが豊富です。東洋医学ではキャベツは気を養い、腎と脾・胃の働きを整え、緑内障の予防や目のアンチエイジングに効果的です

緑内障に効く！

カボチャのジュース

材料（1杯分） カボチャ…100g、オレンジ…1個、レモン…1/2個、水…100mℓ

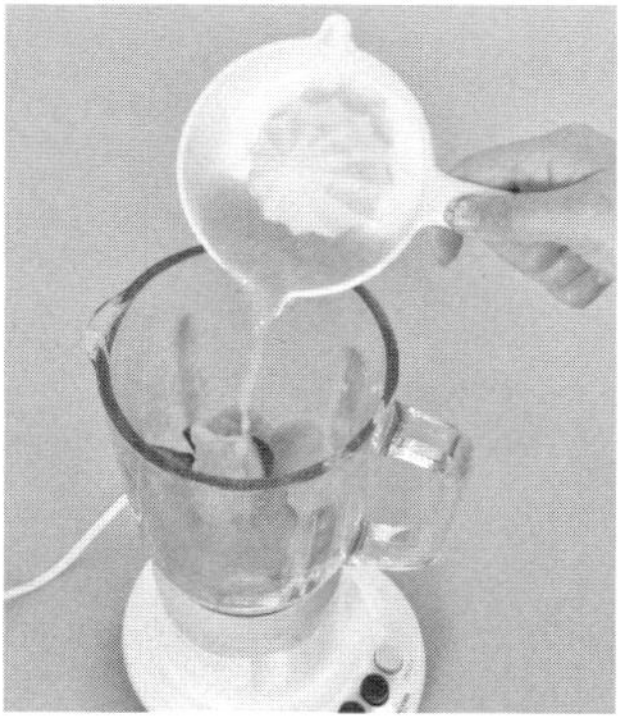

2 ミキサーに①と搾ったオレンジ、レモンの搾り汁、分量の水を入れて撹拌する

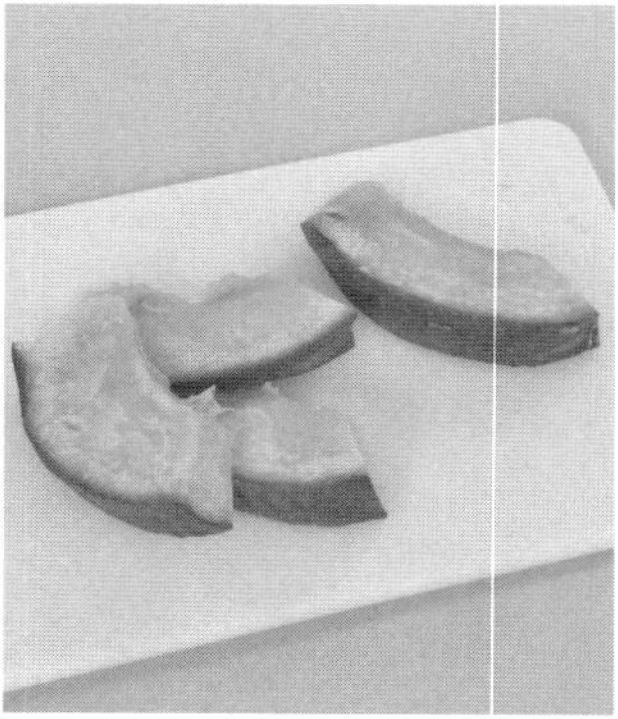

1 カボチャはゆでるか、電子レンジにかけてやわらかくする

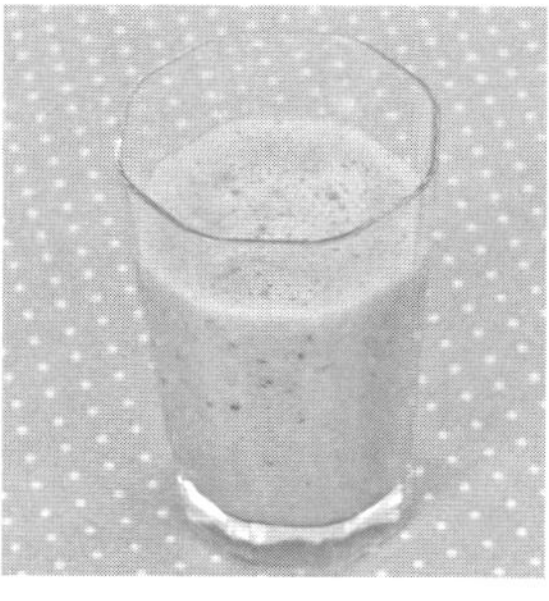

目年齢下げのポイント

東洋医学では、カボチャには気を補い、オレンジ・レモンには気の巡りを促す作用があると考えられています。気は全身にまんべんなく流れていて、これが滞ると体に不調が現れます。カボチャはしっかり火を通して、冷めてからミキサーにかけましょう。かぼちゃはβ-カロテンも豊富で目の組織を守り、働きを高めます

緑内障に効く！

プルーンのジュース

材料（1杯分） 種なしプルーン…2～3個、バナナ…1/2本、水…200㎖

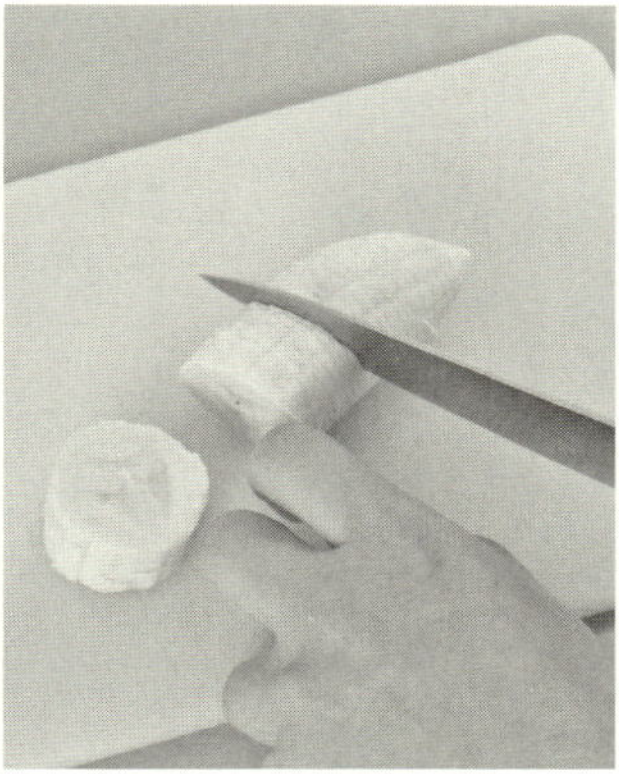

1 バナナは皮をむいて、適当な大きさに切る

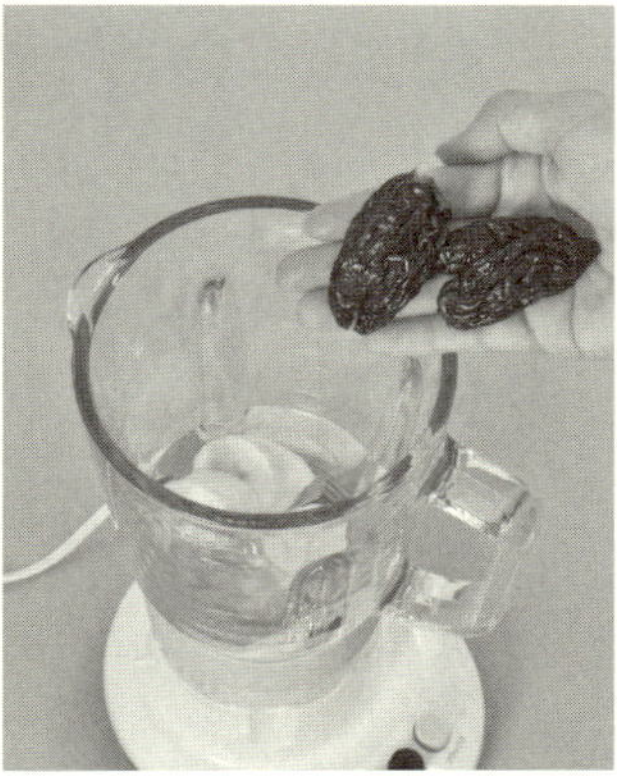

2 ①とプルーン、分量の水をミキサーに入れて撹拌する

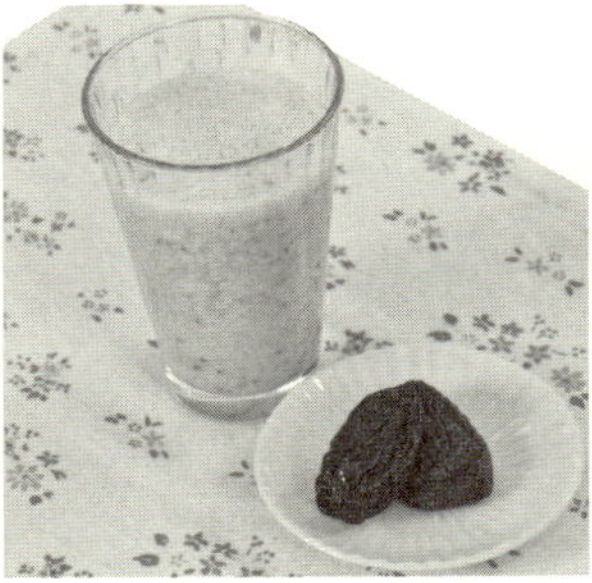

目年齢下げのポイント

バナナは眼圧を下げるのに効果があるビタミンB_6を含む、ビタミンB群が豊富です。また、西洋すももの乾果であるプルーンは活性酸素の働きを抑制するアントシアニンが豊富なほか、神経を休めたり、とりすぎた塩分を排出させたり、増血などの作用もあります。緑内障予防にはもってこいの1杯です

目の熱をとり視界を広げ、目の組織を再生させる成分も豊富な「目年齢下げスープ」

岡本羽加

「目年齢下げスープ」は、目の機能を若々しく保つ、あるいは若返らせるためのスープです。目は、東洋医学では「肝」の経絡と関わりが深いと考えられています。

つまり、目を若返らせようと思ったら、肝臓の働きを高めることが肝心というわけですが、そのためには、「補血《ほけつ》」、「滋陰《じいん》」、「清熱《せいねつ》」の作用のある食材をとることがポイントとなります。「補血」とは、造血作用のこと。「滋陰」とは、発熱・炎症による脱水症状や乾燥などを改善する働き、「清熱」とは、余分な熱を冷まして穏やかな状態にすることをいいます。

メイン食材であるニンジンは血を増やす食べ物で、「補血」の作用があります。また、レタスは「清熱」作用のある食材で、たまった熱を冷ましてくれますし、豚肉には「滋陰」の作用があり、目を乾燥から守り潤いを与えてくれます。さらに豚肉には、目の組織を作るための原材料であるたんぱく質も豊富に含まれています。

「目年齢下げスープ」の作り方

材料（4食分）

ニンジン…1本
レタス…4枚
豚肉（薄切り）…190ｇ
固形コンソメ…1個
（またはしょうゆ大さじ1）
塩・こしょう…各少々、水1ℓ

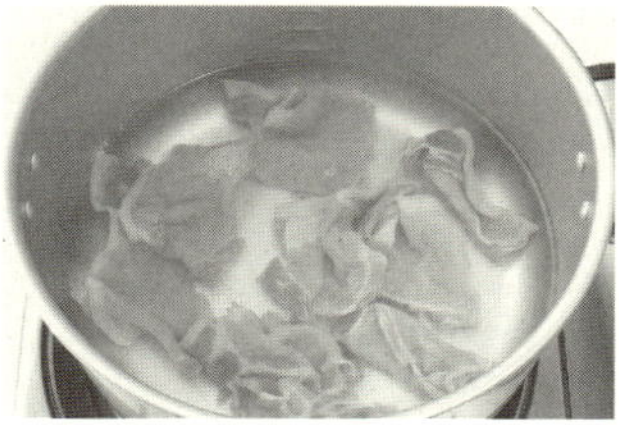

1 鍋に分量の水と食べやすい大きさに切った豚肉の半量を入れて強火にかける

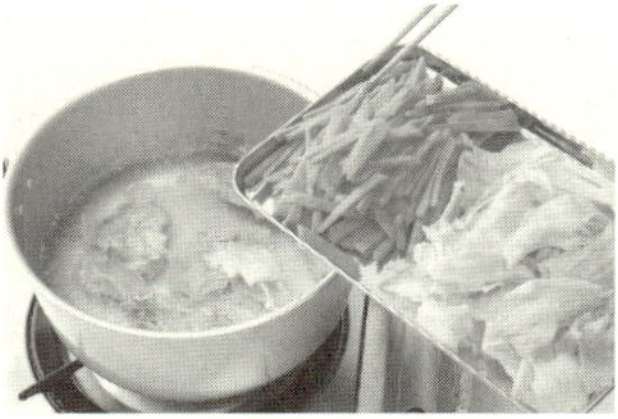

2 ①が沸騰したら中火にし、千切りにしたニンジンと、一口大にちぎったレタスを入れ、蓋をして5分ほど煮る

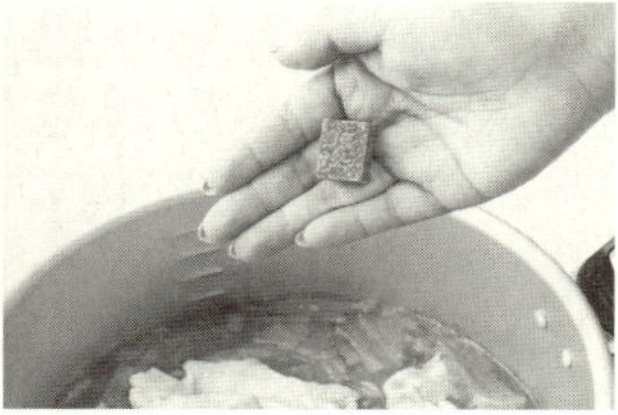

3 ニンジンがやわらかくなったら、残りの豚肉を入れる。ひと煮立ちさせて肉の色が変わったらコンソメを加え、味見をしてから塩・こしょうで味をととのえる

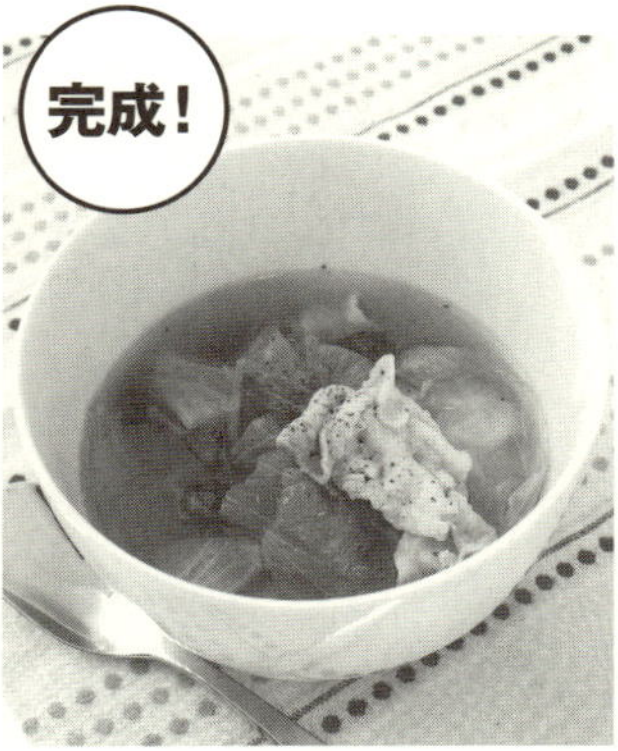

1/4が1食分。夕食時、最初に熱々をたっぷり食べる。2回目以降は鍋ごと冷蔵庫で保存し、1日1回食べるたびに加熱する

中高年の男性に多い加齢黄斑変性は、目の粘膜の酸化を防ぐ「緑のスープ」で改善！

落合 敏

「緑のスープ」とは、ケールや小松菜、ほうれん草、青梗菜《ちんげんさい》、ニラ、ニンジン、カボチャなど、β-カロテンを含む野菜で作るスープ。目の粘膜を保護し、たんぱく質やエネルギーの代謝をよくするためのスープです。

皮膚に守られていない目は、たんぱく質からできている粘膜によって保護されています。たんぱく質は紫外線や活性酸素などによって傷つけられ、老化することで変性します。これが黄斑変性の原因です。活性酸素から目の粘膜を守るには、抗酸化力の高い栄養素をとり、目の粘膜を老化させないことが肝心です。

なかでも抗酸化力が高く目によい栄養素が、体内でビタミンAに変わるβ-カロテンです。「緑のスープ」に使う野菜には、ビタミンAと同じように抗酸化力の強いビタミンE・Cも含まれています。また、各種ビタミンをとることで新陳代謝が活発になって目の粘膜の細胞も新しくなり、黄斑変性を改善することができます。

第4章

簡単な動作とツボ刺激で目の病気をよくするワザ

日本リバース院長・目と耳の美容学院院長 今野清志
中目黒眼科院長 杉本由佳
IPF研究所主宰・筋膜マッサージ創始者 磯﨑文雄
リマイスター学院学院長 土田君枝
全日本気功師会会長・張式気功師養成学校校長 張《ちょう》 永祥《えいしょう》
国際足健法協会会長 原田秀康
山本ヨガ研究所所長・視力向上ヨガ協会理事長 山本正子
ボディートーク協会会長 増田 明
マハリシ南青山プライムクリニック院長 蓮村 誠
西原研究所所長・医学博士 西原克成
桐生断食道場主宰 藤野幾三
北京中医薬大学講師 邱《きゅう》 紅梅《こうばい》
笠原十兵衛薬局第18代店主・管理薬剤師 笠原久美子
グリーンリーフ治療室院長・中医師 高野耕造
さらさら堂院長 岡本羽加
鍼メディカルうちだ院長・倉敷芸術科学大学教授 内田輝和
横浜薬科大学漢方薬学科漢方薬物研究室准教授 喩《ゆ》 静《せい》

胃腸の緊張をやわらげて血流をよくし、緑内障や白内障を撃退する「その場ジャンプ」

今野清志

私は、白内障や緑内障、ドライアイなどの症状を根本的に改善するには、目というパーツだけを治療していても意味がないと考えています。なぜなら、こうした症状は、全身の血液がうまく循環していないことが原因で引き起こされるからです。

胃腸は、血液循環と深い関わりがある臓器。運動不足や老化などが原因で胃腸が硬くなると、弾力性が失われ、ぜん動運動がうまくできなくなります。すると、自律神経のバランスが崩れ、全身の血流が悪くなってしまうのです。逆をいえば、胃腸の硬化を解消し、自律神経を整えて血流をよくすれば、視神経の機能がよくなり、細胞の活動も高まって、白内障や緑内障などが改善するのではないでしょうか。

そこでおすすめなのが、硬化した胃腸がやわらかくなり、ぜん動運動が活発になる「その場ジャンプ」。目に十分な血液や酸素が行き届くようになるのはもちろん、目のまわりの筋肉の働きも促されるため、目のトラブルに有効だといえるでしょう。

「その場ジャンプ」のやり方

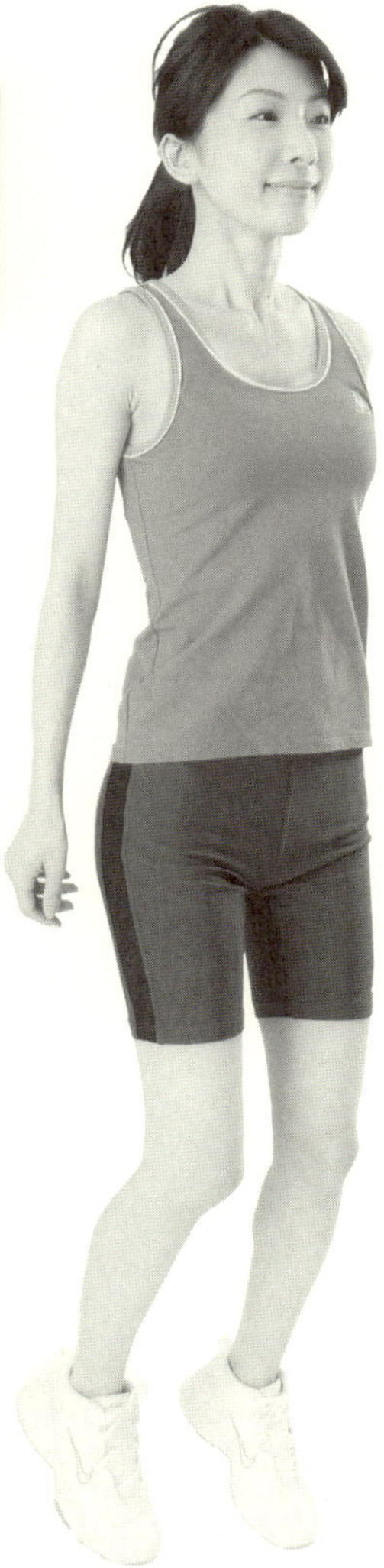

「その場ジャンプ」をすると、硬化していた胃腸がやわらかくなるほか、血液を循環させるポンプ機能を担っているふくらはぎや太ももが鍛えられるため、心肺機能が高まり、酸素をうまく取り入れられ、目の栄養補給につながると期待できます

脳の刺激になるよう、なわとびをイメージしながら「引っかからないようにしよう」と考えると効果的

無理をして高く飛ぶ必要はない。飛べる高さ、痛みのない範囲で行うようにする

屋外、もしくは室内の床の硬い場所でジャンプをする。回数は無理のない範囲でOK。50回、100回でも効果が得られる。自分の体調に合わせて10回を5セット、10回を10セットなどに分けてもよい。理想は1日500回

「なわとび」のやり方

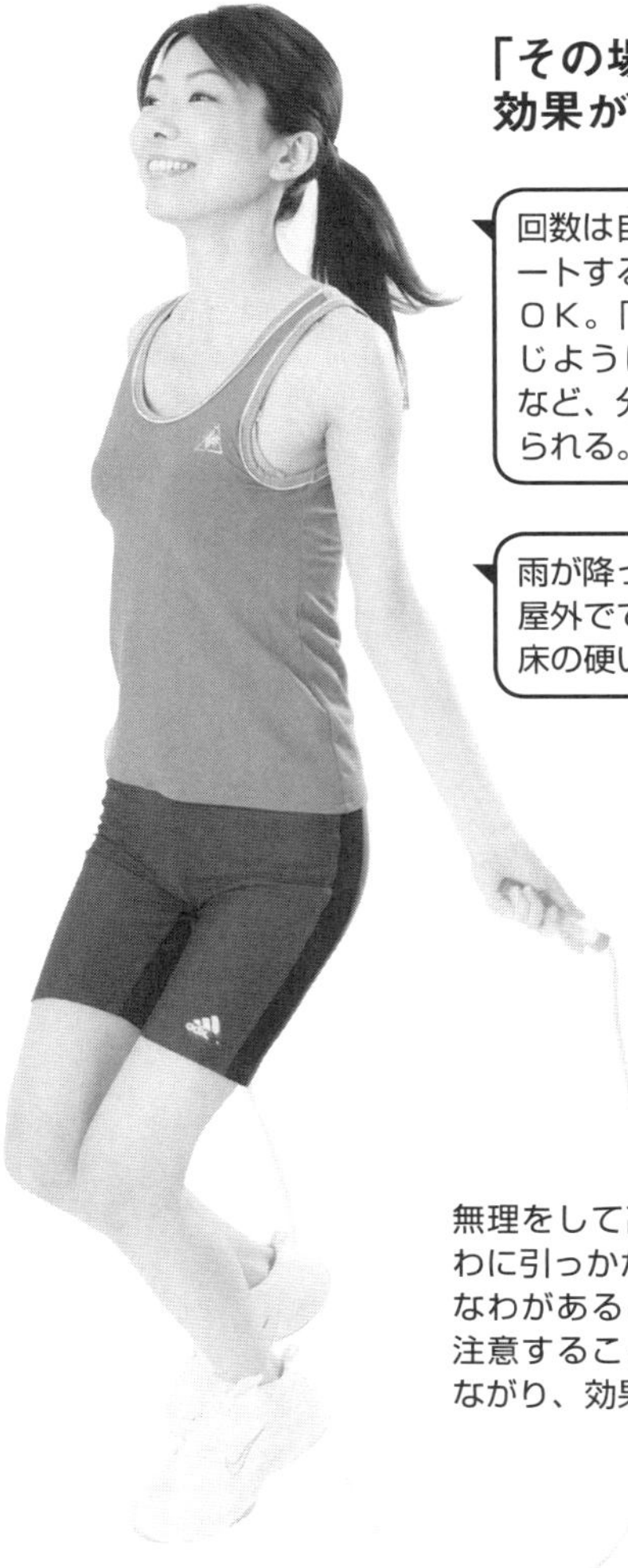

「その場ジャンプ」の効果がよりアップ！

回数は自分のできる範囲でスタートする。50回、100回でもOK。「その場ジャンプ」と同じように、10回を10セットなど、分けて行っても効果が得られる。理想は500回

雨が降っている、風が強いなど、屋外でできないときは、室内の床の硬い場所で行ってもよい

無理をして高く飛ぶのではなく、なわに引っかからないように飛ぶこと。なわがあると引っかからないように注意することから、脳の刺激にもつながり、効果がアップ

「もも上げ」のやり方

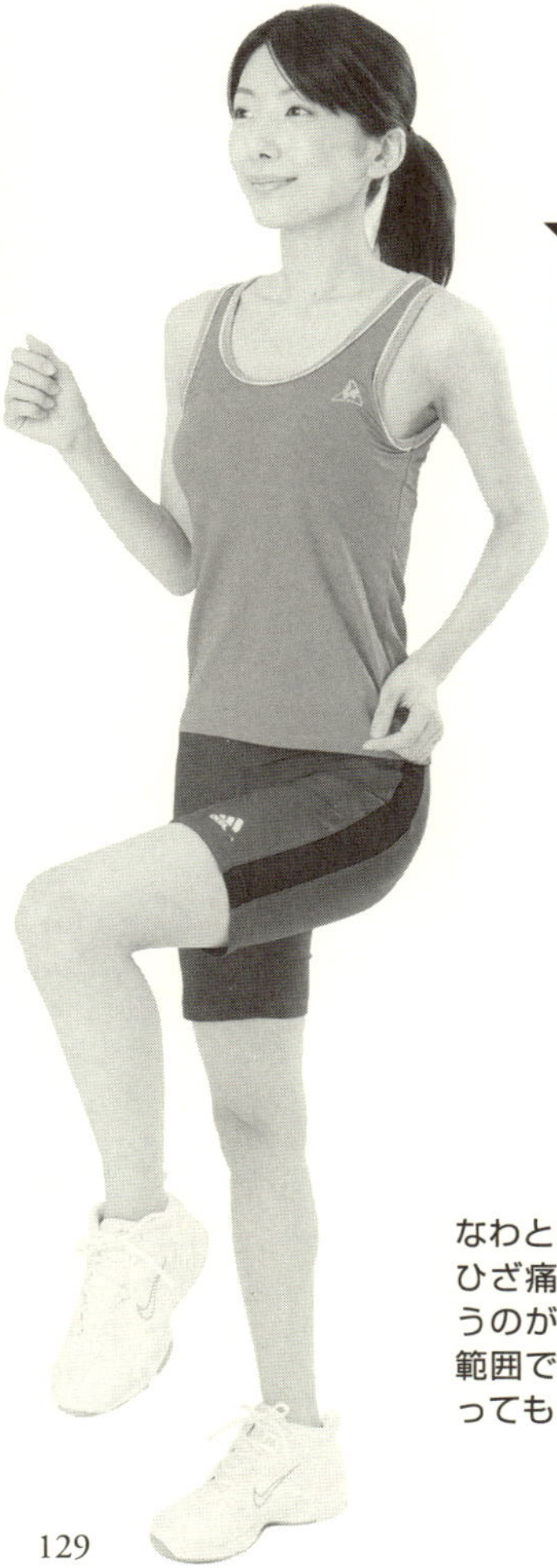

ひざや腰に痛みがある人はこちら！

ももを上げる高さは、できる範囲で行うこと。無理をすると痛みが増す危険もあるため、自分のできる範囲で上げるのが大切

なわとびはひざに負担がかかるため、ひざ痛がある人は「もも上げ」を行うのがおすすめ。回数は無理のない範囲で行うこと。イスや机につかまってもＯＫ

眼筋をトレーニングする「指先見つめ」は、目の若返りや老眼対策の〝基本のキ〟

杉本由佳

適当な運動をしなければ足腰の筋力が弱るように、目の筋肉もよく動かしてあげなければ衰えて、目年齢は高くなってしまいます。カメラでいうレンズの役割をしている水晶体は、若いうちは弾力性があるのでピント調整に苦労はしませんが、年齢とともに硬くなるとそうはいきません。このとき、毛様体の柔軟さが大切になってきます。現代人は近くばかり見る癖があるので、意識して遠くを見る習慣を身につけ、毛様体を鍛える必要があるのです。

「指先見つめ」は、近くの指と指の向こうの対象物を交互に見ることで、毛様体を伸び縮みさせるストレッチで、多くの眼科医がすすめているトレーニング法です。40才以上で老眼に悩む26人に、毎日行ってもらったところ、平均で40㎝だった近点距離（ピントを合わせることができる最も短い距離）が2カ月間で34㎝まで縮んだという報告もあります。

「指先見つめ」のやり方

1 指先に両目の焦点を合わせる

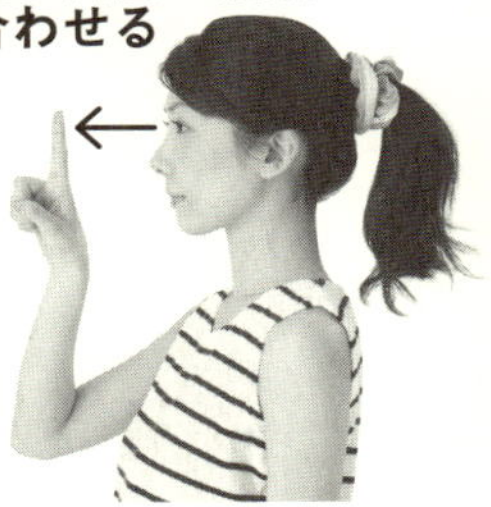

窓に向かって立ち、目の前15㎝に人差し指を立てて、指先を両目で見る。メガネやコンタクトレンズを使っている人は、つけて行う

2 指先をゆっくり遠ざける

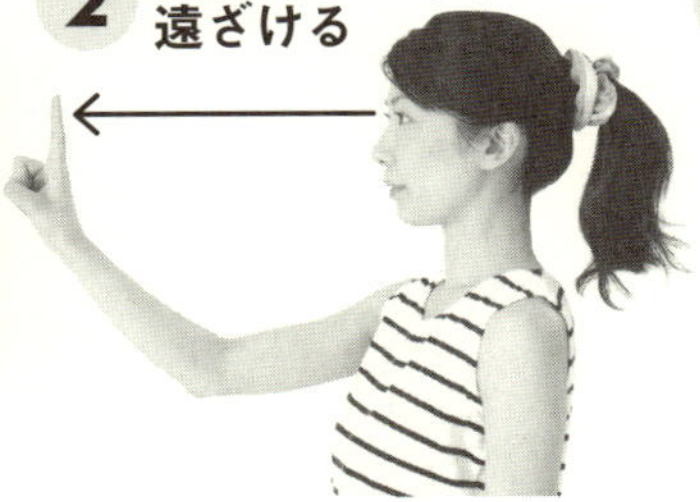

①の指先を見つめたまま、指をゆっくりと10秒以上かけて腕が伸びる範囲まで遠ざける

3 遠くの目標物を定める

窓の外の景色、指先の向こう側にある建物などを目標物にする

4 指先に焦点を合わせる

5 目標物（建物）に焦点を合わせる

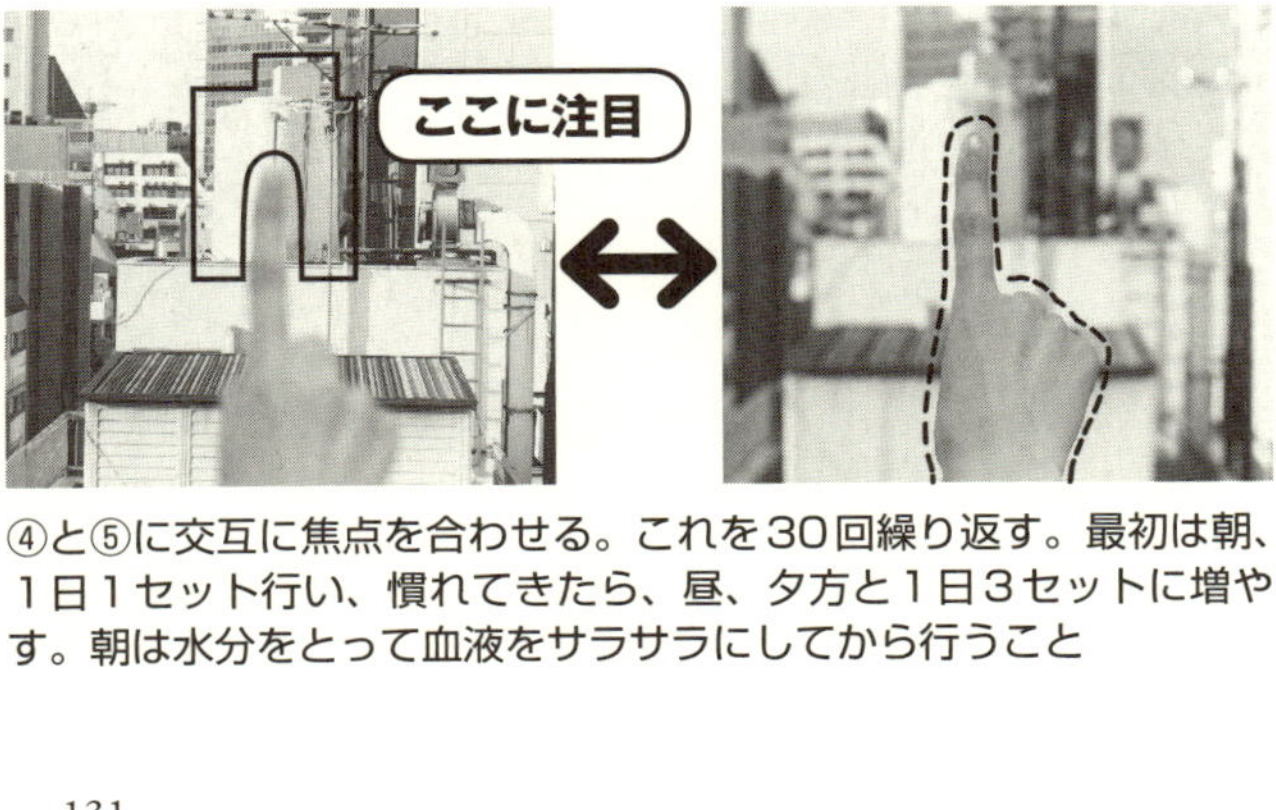

④と⑤に交互に焦点を合わせる。これを30回繰り返す。最初は朝、1日1セット行い、慣れてきたら、昼、夕方と1日3セットに増やす。朝は水分をとって血液をサラサラにしてから行うこと

●「首メトロノーム」で首のゆがみを整えて血流をアップさせ、白内障や緑内障を改善

磯﨑文雄

目は頭部についています。頭部の重さは4～5kgもあり、それを支えているのが首です。もしも頭がどちらかに傾く癖があれば、さらに大きな負担がかかっているので、要注意です。なぜ注意すべきなのかというと、首の筋肉が重みで硬縮してしまい、頸動脈が圧迫されるからです。頸動脈の圧迫は、心臓から頭部へと送られる血液の流れを滞らせてしまいます。つまり、脳の血流、そして目の組織への血流も同時に悪くして、血液が脳や目に運ぶはずの酸素や栄養が届かなくなってしまうのです。酸素や栄養分が不足した目の組織は、働きが悪くなりますし、細胞の新陳代謝が滞ります。これこそが、老眼や白内障、緑内障の原因だと私は考えます。

首の血管の通りをよくすることは、眼病の予防・改善に大切です。「首メトロノーム」は首のゆがみを正し、筋肉をほぐして頸動脈への圧迫を取り除く体操です。80代の女性にすすめたところ、緑内障の進行が止まったと喜んでいました。

64 首メトロノーム

「首メトロノーム」のやり方

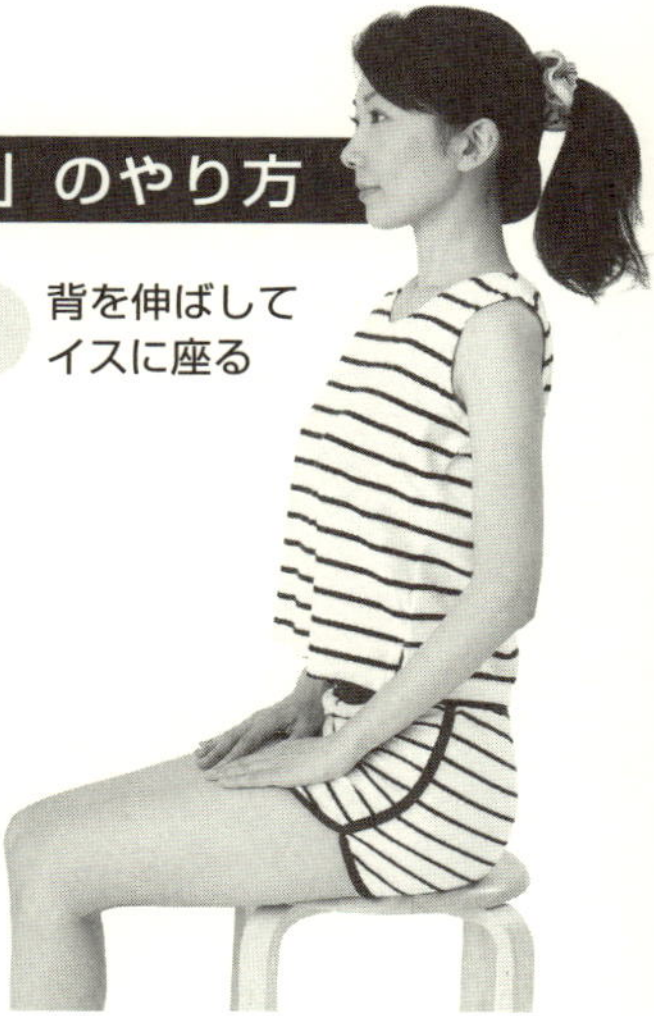

1 背を伸ばして
イスに座る

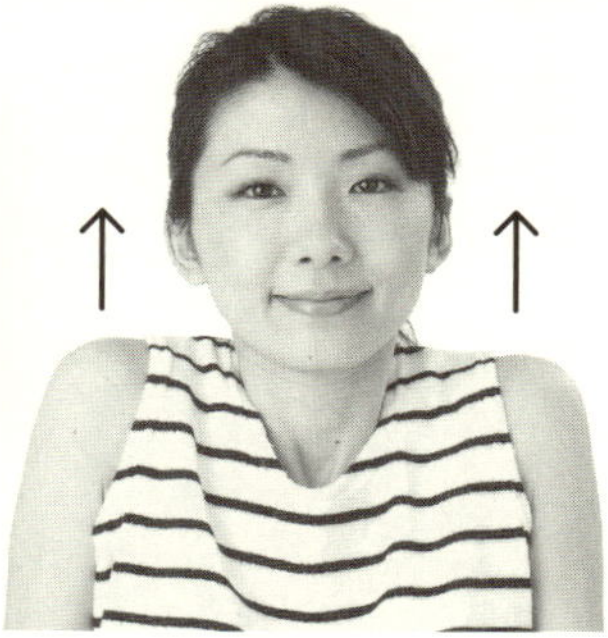

2 両肩を持ち上げ、できるだけ耳に近づける

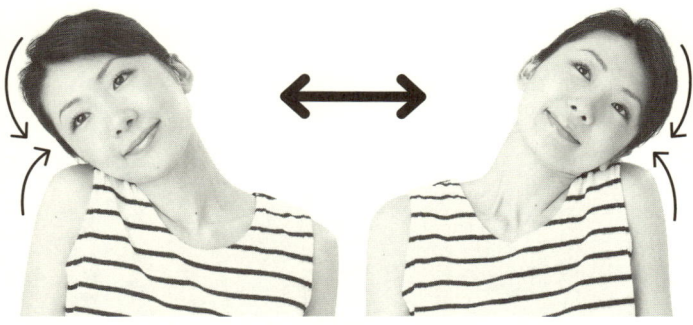

3 頭の中心を天井から引っ張られているように首を真っ直ぐに立てたら、左側に倒す。同じタイミングで左肩を持ち上げる。耳と肩が触れるようなイメージで

4 左側に倒した首を真ん中に戻し、右側に倒す。このときも同時に右肩を持ち上げる。③と④をゆっくりとリズミカルに30往復繰り返す。1日1回、朝、または入浴中に行う

靴下に入れてコロコロ踏むだけで緑内障や白内障の進行を止める「ゴルフボール踏み」

土田君枝

反射療法とは、足裏や手のひらなどの特定の反射区（部位）を刺激すると、それに対応した内臓や器官が刺激され、機能が改善するという健康法です。心臓から一番遠く血流が悪くなりやすい足のツボを刺激すると、全身の血液循環がよくなり、内臓や各器官の状態が改善され、免疫力が高まって体の疲れや病気が回復していきます。その足ツボ療法を簡単にできるようにしたのが「ゴルフボール踏み」です。

緑内障・白内障は、眼精疲労がその温床になっているのも否めません。私の治療院に来られる患者さんも緑内障や白内障を患ったり、手術されたりしています。そんな人におすすめしているのが、ゴルフボールを靴下の中に入れ、イスに座った状態でコロコロ転がす「ゴルフボール踏み」です。場所や時間を選ばず、手指が疲れないため、継続できるのがメリット。手術後の回復がよかったり、眼の疲れがとれたりしたと、多くの患者さんから喜ばれています。

「ゴルフボール踏み」のやり方

用意するもの
- ゴルフボール（ないときはラップの芯で代用）
- 靴下（できれば古いもの）

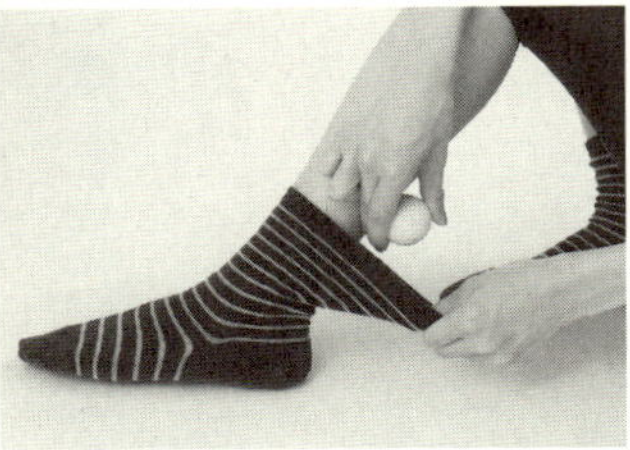

1 両足が床につく高さのイスに座り、左足の靴下の中にゴルフボールを入れる。心臓のある左側から始めるのは、ウォーミングアップの意味から

2 図の腎臓・尿管・膀胱の反射区を「痛気持ちいい」くらいの強さで刺激し、次に第二趾、第三趾の付け根を同様に刺激する。右足にも同じように行う。一方の足につき2～3分刺激する。終了後、白湯を飲む。1日5回くらいまで。入浴後か就寝前が効果的。食後や飲酒前後、発熱時、感染症や足に傷や炎症があるときはやらないように

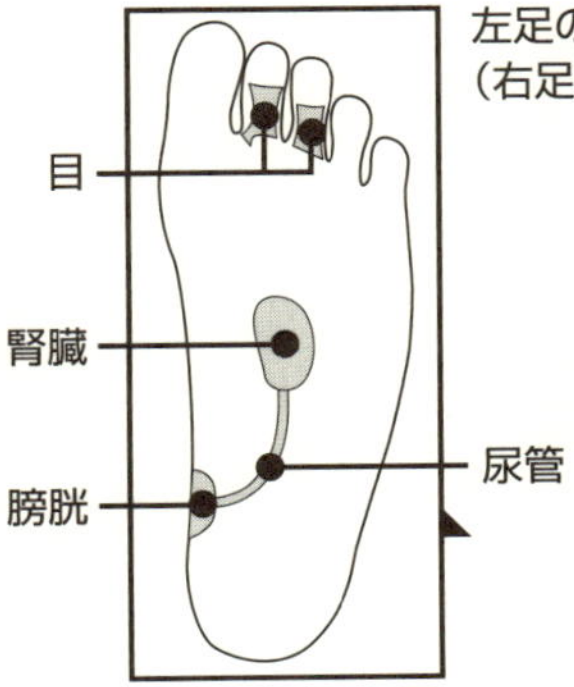

左足の場合
（右足も同様に行う）

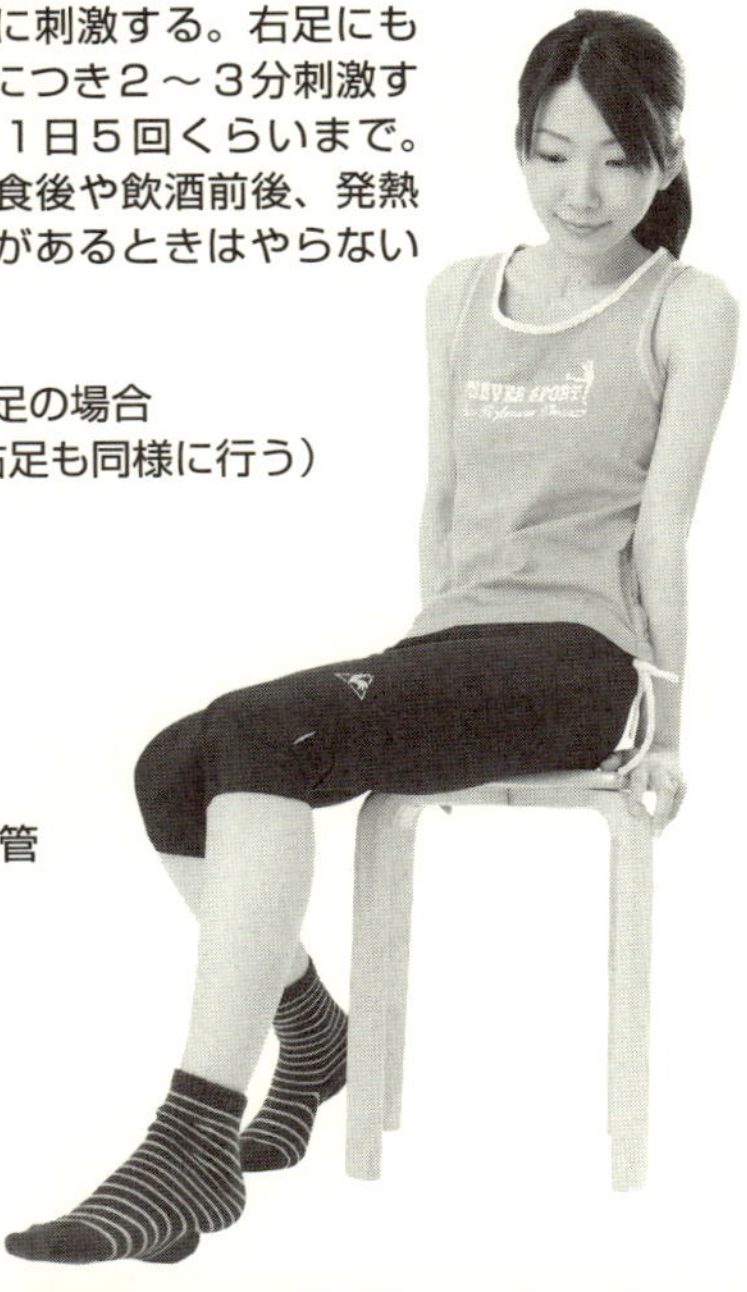

中国に伝わる秘伝功「ぷるぷる気功」で自然治癒力が高まり、ドライアイに効果大

張 永祥

昔の中国では、皇帝一族が病気になったとき、医者は、患者を診ることも、触れることもできませんでした。そこで、治療するときは、患者の体にひもを巻いて、そのひもの一方の端を手に持ち、ついたて越しに「気」を使って、病状を診断し治療していました。私は、その由緒正しい医療気功の後継者として生まれました。

本物の気功を体験してもらうために、簡単で効果テキメンの「ぷるぷる気功」を伝授しましょう。血流や神経、気などの乱れを、ぷるぷると体を細かく振動させることで整えます。すると、たちまち心が元気になり、自然治癒力もアップして、さまざまな病気や痛みを予防・改善できるのです。体験した人の中には、車イス生活だったのに歩けるようになった人や、難病のリウマチが改善した人もいます。

昨今はパソコンや携帯電話などの普及で多くの人が悩んでいるという「ドライアイ」にも効きます。「ぷるぷる気功」で健やかな目を手に入れてください。

「ぷるぷる気功」のやり方

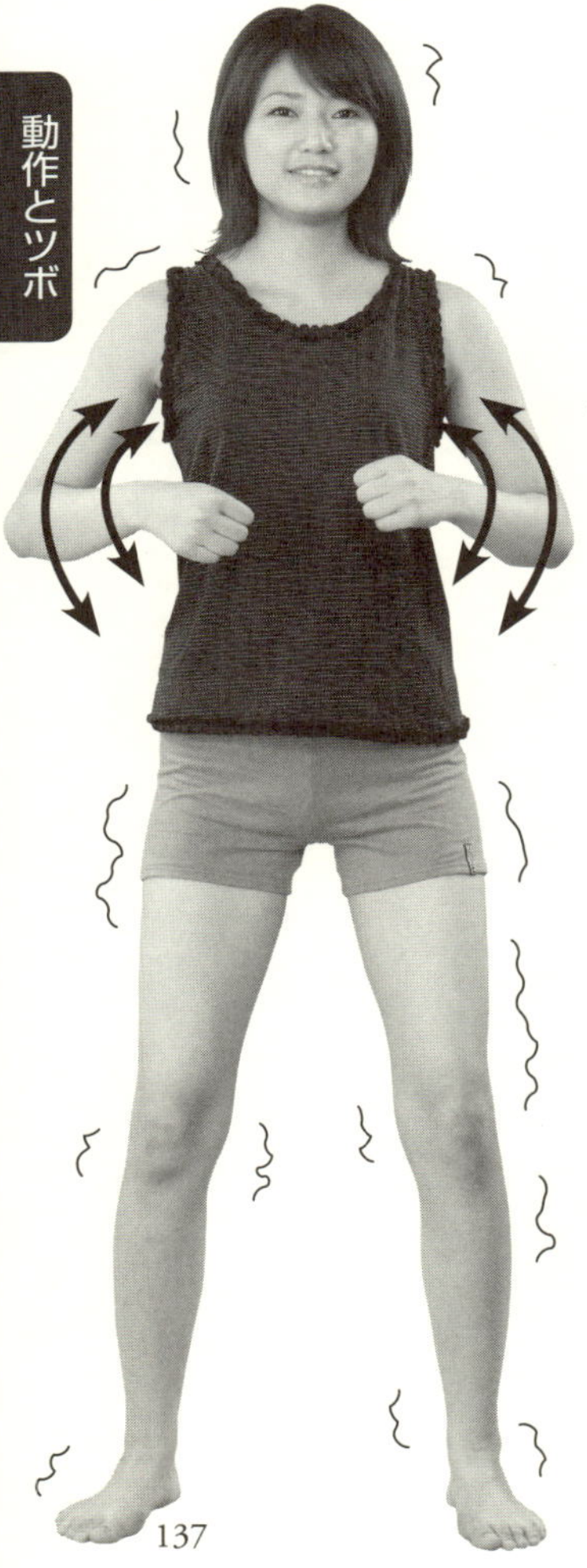

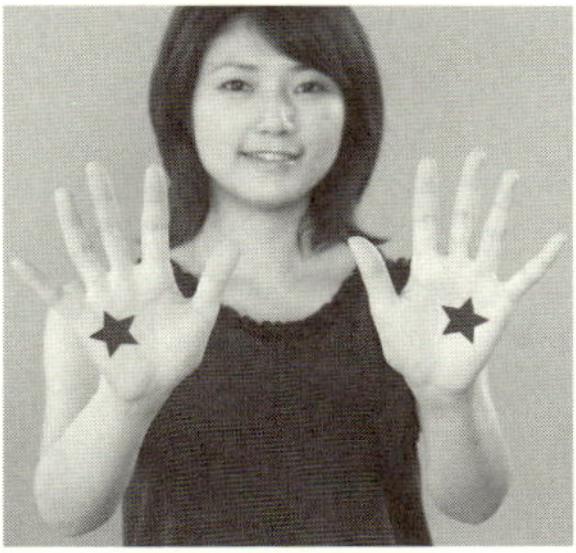

命の力を強めるツボである「労宮」を刺激するため、親指の先を薬指の付け根に当ててから、親指を包むように握る

1 写真のように、親指を握ってグーにしたら、両足を肩幅に開き床にしっかり足をつけて立つ

2 肩の力を抜いたまま、両手を上下に動かし、その振動を全身に伝え、ぷるぷると体を揺らす。目安は3分間。途中あくびを数回しよう。出ない人はあくびをするフリでもOK

血流を促し、目に十分な酸素や栄養を届けて白内障を改善する「足指のつぶしもみ」

原田秀康

心臓から送り出された血液は、細胞に酸素や栄養を届けると同時に、体の中の老廃物を回収します。この老廃物の回収が滞りがちなのが心臓から最も遠い足です。足の裏を触ってみると、コリコリと硬い部分があります。これは、老廃物がたまってできたもの。特にコリコリができやすいのは、足の親指と小指の付け根です。この足指のコリコリをしっかり、つぶすように強くもむと、足の滞った血流が改善され、老廃物の回収もスムーズに行われるようになり、血行不良によって起こるさまざまな症状が改善されます。白内障もその一つです。網膜の血流が悪いと、水晶体の透明度を維持する栄養素が不足するため、だんだん濁ってくるのです。

初期の白内障で、目のかすみが気になる人は、足指のコリコリのつぶしもみをすると、かすみがとれて、物がハッキリ見えるようになります。1回だけではすぐ元に戻ってしまうので、毎日続けましょう。

「足指のつぶしもみ」のやり方

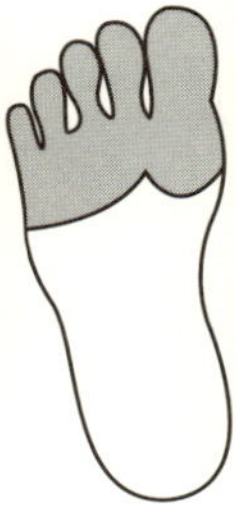

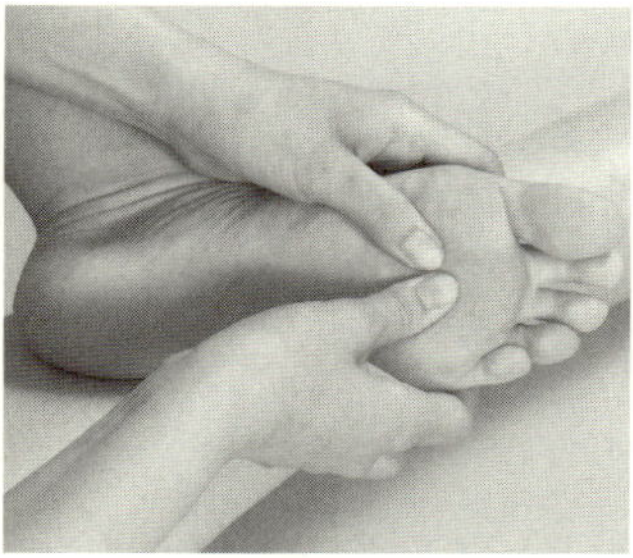

1 足裏前部をもみほぐす

すべりをよくするため、クリームを足裏に塗る。足裏前部（イラストのグレーの部分）をよくもみほぐしながら、硬いコリコリがあるかどうかを確認

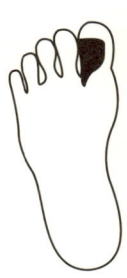

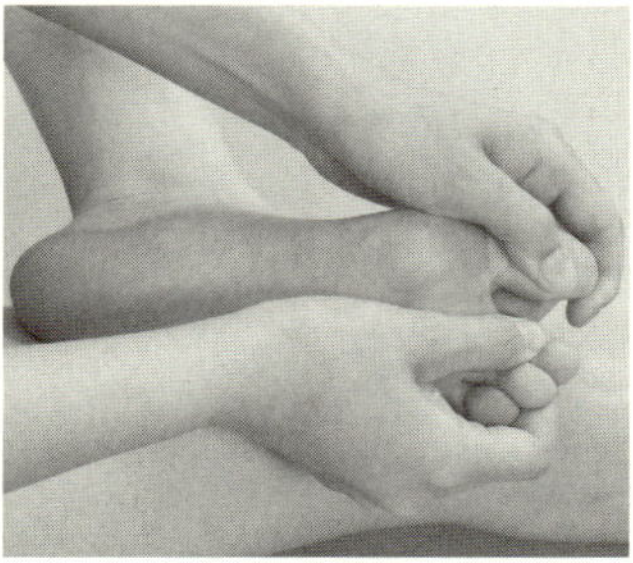

2 足の親指をつぶしもむ

親指の内側の横と裏側をもむ。硬いコリコリしたしこりがあれば、つぶして流すように強くもむ。指の付け根ももむとより効果的

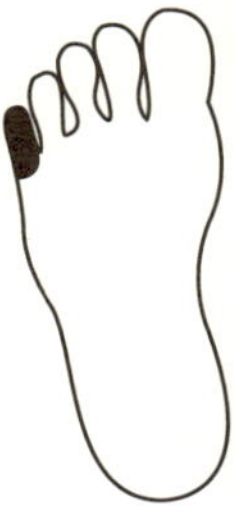

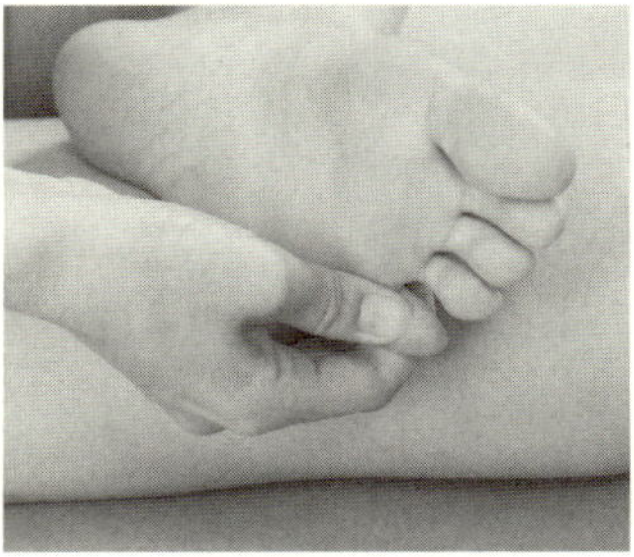

3 足の小指をつぶしもむ

小指全体を付け根のほうまでもむ。しこりがあれば、つぶして流すようにもむ。ほかの3本の指にしこりがあればその指も同様にもむ

眼筋を鍛えて血流をよくし、ドライアイや飛蚊症、白内障を改善する「目玉回し」

山本正子

「視力アップヨガ」は、ヨガの基本にのっとって20年以上も前に私が考案し、今も続けているものです。特長は、その名の通り視力がアップすること。これを行った多くの人の視力が、平均して0・2は上がるようです。また、ドライアイや飛蚊《ひぶん》症《しょう》、白内障が改善するケースも多いようです。

「目玉回し」は視力アップヨガの一つ。パソコンや携帯電話の画面など近くばかりを見ていると、遠くを見ることが少なくなり、眼球を支えている6つの眼筋の力が衰えていきます。眼筋も腹筋や背筋のように、使わなければ衰え、血液循環が悪くなって栄養をスムーズに運ぶことができなくなります。栄養が行き渡らなければ、視力低下だけでなく、ドライアイなども現れてくるでしょう。

「目玉回し」は、眼筋を鍛えることで目への栄養不足、酸素不足を解消します。また、普段動かさない動きを目玉にさせることも重要です。

「目玉回し」のやり方

1 眼球を右に寄せる

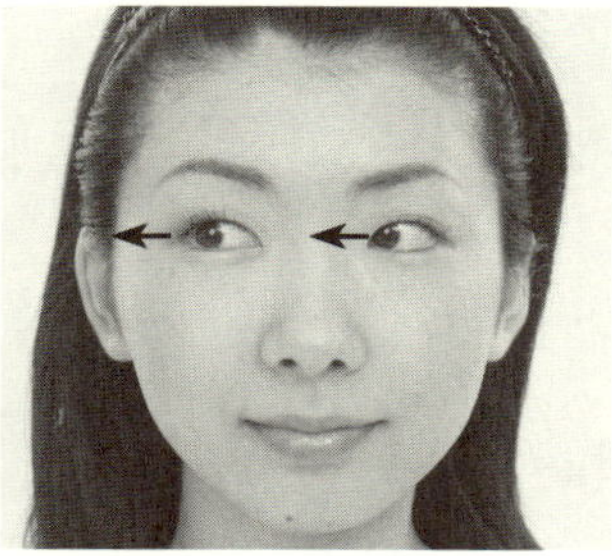

メガネやコンタクトをはずす。ゆっくりと息を吸い、ゆっくりと息を吐きながら、眼球を右に大きく寄せていく。丁寧に行うこと

2 眼球を左に寄せる

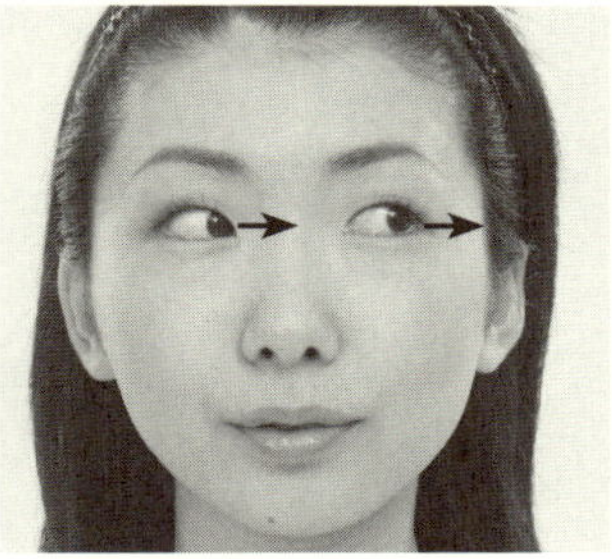

ゆっくりと息を吸い、ゆっくりと息を吐きながら、眼球を左に大きく寄せていく

3 眼球を上に寄せる

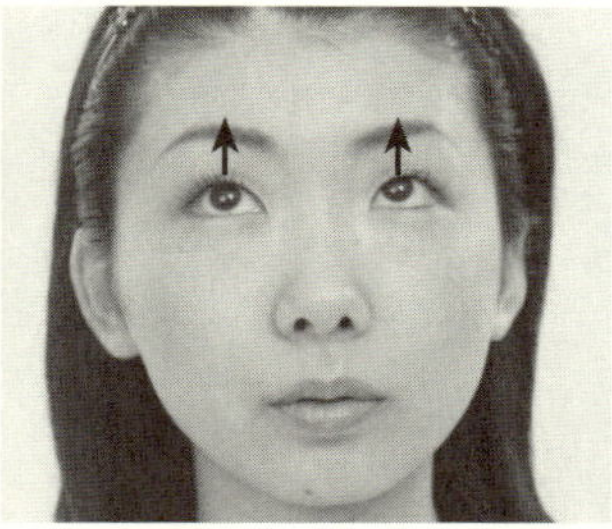

ゆっくりと息を吸い、ゆっくりと息を吐きながら、眼球を上に大きく寄せていく

4 眼球を下に寄せる

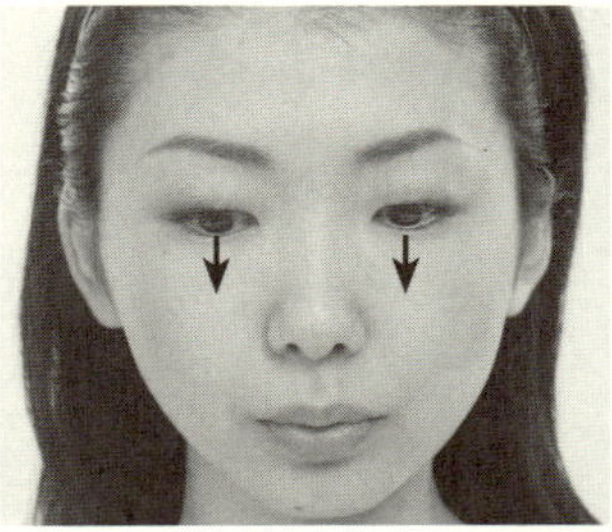

ゆっくりと息を吸って吐きながら、眼球を下に大きく寄せる。①〜④が終わったら、次は左右下上の順に。これを1セットとして、1日に3回行う

血流を促して白内障や老眼の目のかすみを改善。視野が広がる「顔ジャンケン」

山本正子

前のページで紹介した「目玉回し」と一緒に行ってほしいのが、2人1組になって顔でジャンケンをする「顔ジャンケン」です。「目玉回し」と同様、普段使わない顔筋をしっかり使って視野の向上、顔や首まわりの血流を促します。

まず「パー」にあたる動作は、口を大きく開けて目を見開くことで、耳の後ろにある目につながるツボ「翳風《えいふう》」を刺激できます。「チョキ」にあたる動作は、ウインクで、顔のゆがみも矯正できます。「グー」となる動作は、口を思いきりすぼめて目玉を引っ込めるように意識するのがコツです。顔の筋肉をしっかり動かすと、首や肩のこりもほぐれていくのが感じられると思います。

一連の動作を行うと、顔筋がほぐれて鍛えられるため、あごのラインがすっきりし、小顔効果が実感できると思います。また、血液の流れもよくなるため、目のかすみなどを引き起こす老眼や白内障などの眼病への効果が期待できます。

「顔ジャンケン」のやり方

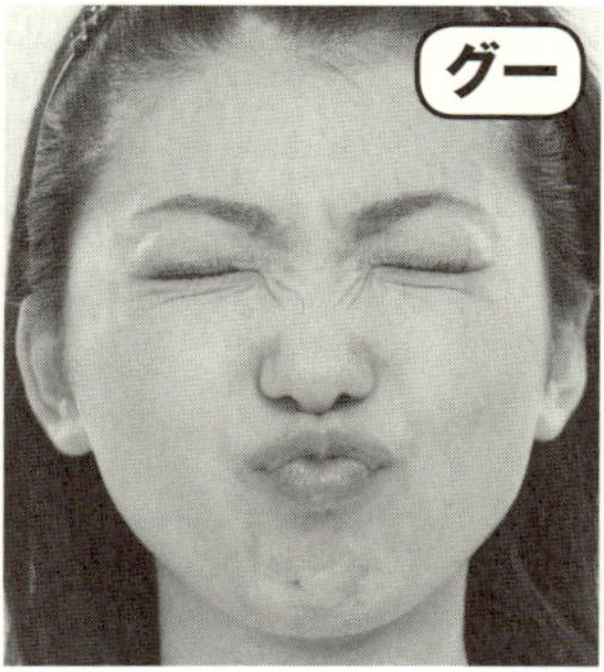

1 目を閉じて唇を突き出す

メガネやコンタクトレンズをはずす。「グー」は両目を閉じて、目玉を引っ込めるようなイメージを持ちながら。唇はすぼめてつき出す

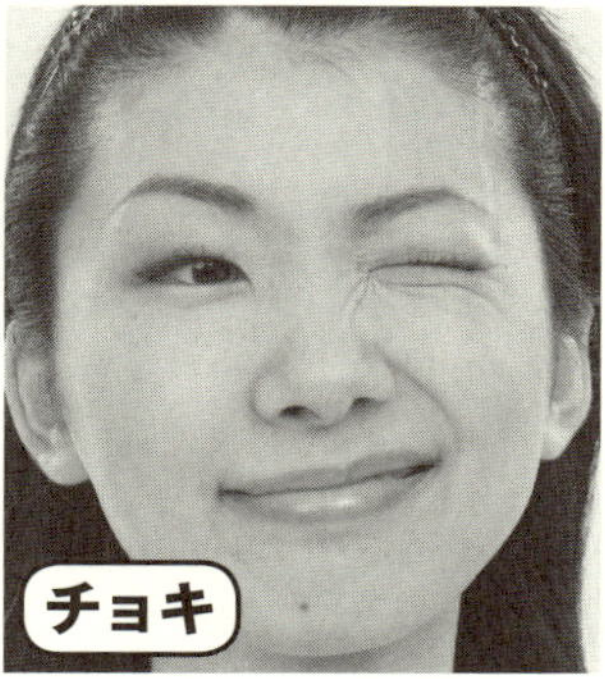

2 ウインクする

「チョキ」はどちらかの目でウインクし、ウインクした側の口角を思いきり上げる。ひょっとこのように顔を左右どちらかへ動かす感じ

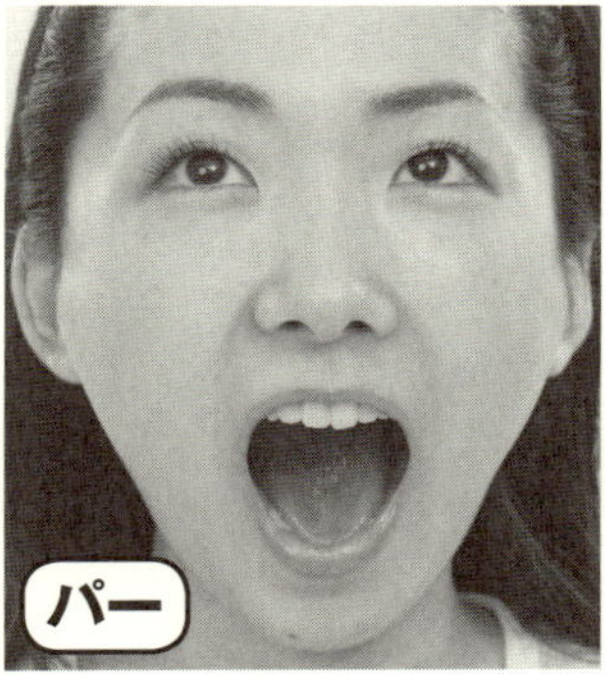

3 口と目を大きく開く

「パー」は下あごをひき、顔を長くするようなイメージで大きく口を開け、両目を大きく見開く。「顔ジャンケン」は脳のリラックスにも役立つ。脳がリラックスすると血液循環がさらによくなり、視力にもよい影響を与えてくれる

眼底出血のために失明寸前になったが、「牛の声まね」で視力が0・8まで回復

増田 明

ボディトークは、身体がおしゃべりするその声を聞きながら、身体が求めていることに従って動かすことで、不快な症状を改善・予防する簡単な健康法。身体が求めるままに声を発すると心も身体もゆるみ、ストレスが消えていきます。特に白内障はストレスと関係があるといわれますから、ボディトークが大変効果的です。

なかでもおすすめなのが、「牛の声まね」です。実は私は還暦のころ、眼底出血で失明しかけました。手術で視力は0・2まで戻りましたが、もっと見えるようになりたいと「牛の声まね」を行ったところ、2年で0・8まで視力が戻りました。

「牛の声まね」は、「モー」ではなく、頭蓋骨内の空洞に響くような「ンムーゥ」という声で行います。初めは難しいかもしれませんが、リラックスして口を閉じ、のどを開いて練習してください。声が響くようになると、足先まで振動が伝わってきます。そうなればしめたもの。目の細胞は若返り、身体も活性化されるでしょう。

「牛の声まね」のやり方

ポイント

牛は、食べた物を胃から口に戻して咀嚼するため、口の中にはいつも食べ物がある。「牛の声まね」は、口いっぱいに草が入っているイメージで行う

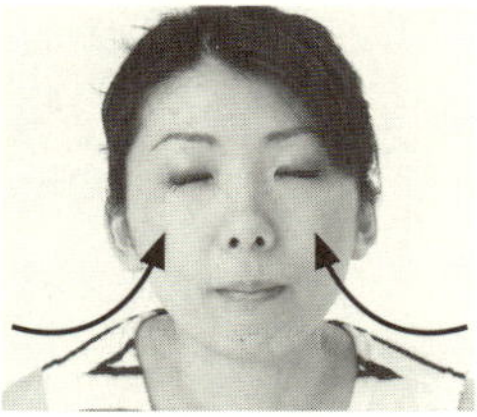

1 四つんばいになる

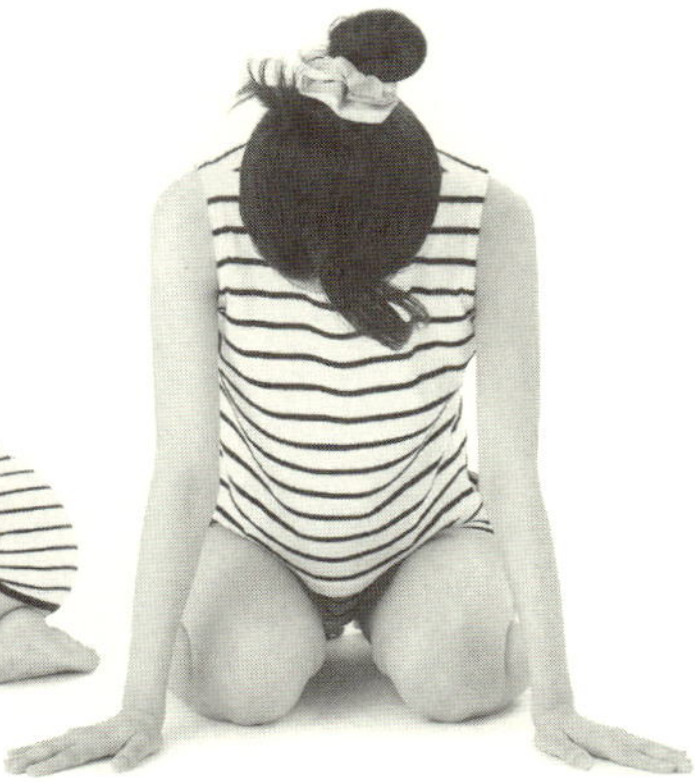

正座をしてひざを開き、指先が外側を向くように両手を前につく。手のひらは気持ち広げる。首は目の前の草を食べるイメージで、斜め前に伸ばして倒す

2 口を閉じたまま鳴く

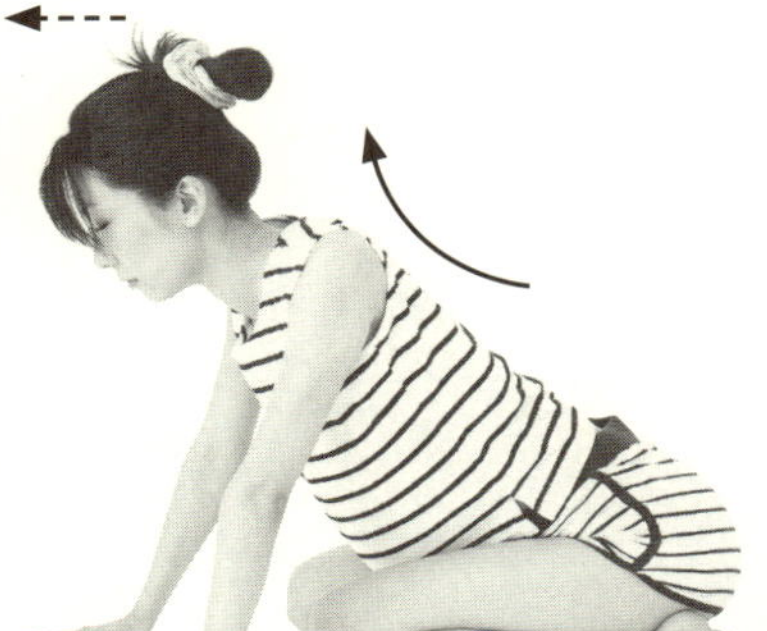

①の状態からゆっくり頭を上げる。頭を上げながら「ンムーゥ」と、のどと頭部全体に声を響かせるイメージで鳴く。①〜②を1〜2分間繰り返す。1日1〜2回

「白ごま油うがい」で白内障の原因である目にたまったアーマ（毒素）を取り除く

蓮村 誠

アーユルヴェーダの教科書には「白ごま油を正しく使えば、それだけで老化や病気を遠ざけることができる」とあります。現代栄養学から見てもごまは抗酸化成分が豊富で、老化や病気の原因とされる活性酸素を不活性化させる働きがあります。

インド式「白ごま油うがい」は、私たちの体が酸化してさびつき、病気になるのを防ぐ健康法です。外気が入り込む口やのどを油の膜でコーティングすることで免疫力をアップさせます。雑菌や病原菌を退治するエネルギーを節約することは、その分、体が若返ろうとする力を充実させることにつながります。

このことはアーユルヴェーダで古くからいわれてきたことです。白内障の原因となる、目にたまったアーマ（毒素、78ページ参照）を口から吸い出して浄化。老化や病気のもとであるヴァータ（風）が増えすぎるのを抑え、エネルギー源であるピッタ（火）を整える。「白ごま油うがい」の効用はこのように語られています。

「白ごま油うがい」のやり方

●やり方

1 うがいをする

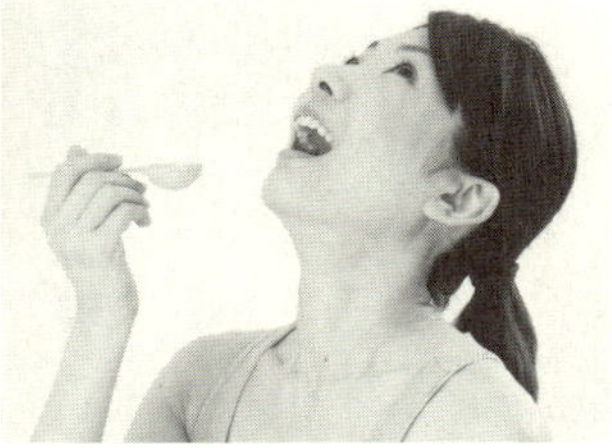

白ごま油を、大さじ１を目安に口に入れ、上を向いて30秒間、のどのあたりでうがいをする

2 口の中をすすぐ

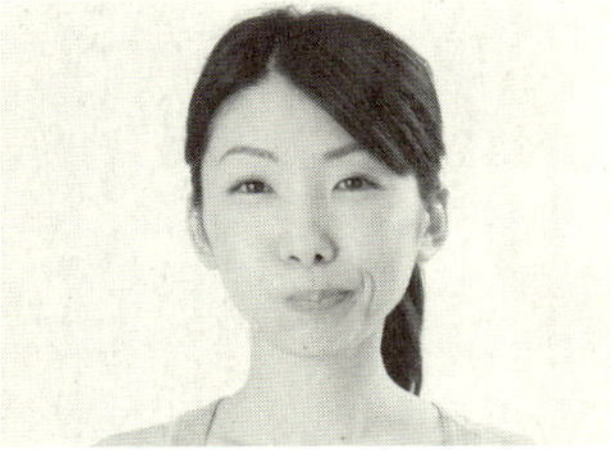

白ごま油で口全体の汚れを洗うイメージで、30秒間すすぐ。白ごま油は排水口ではなく、ティッシュに捨てる。水などでうがいせずそのままにしておく。夕方４時～６時と朝６時～10時に行うのが効果的

●用意するもの

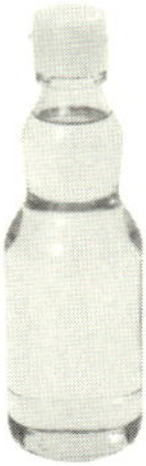

太白ごま油１本分、大きめの鍋、保存用のビン、温度計（100℃以上測れるもの）、スプーン、ティッシュ

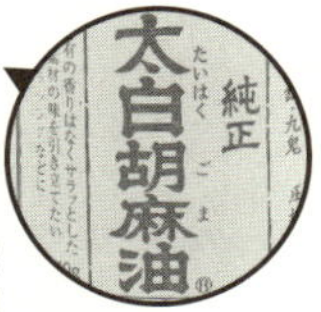

＊太白ごま油とは、ごまを焙煎せずに圧搾した純粋な白ごま油。油の中でも抗酸化力に優れ、封をあけても2カ月は酸化しない

●準備をする

1 白ごま油を弱火で熱する

水けをふき取った鍋に白ごま油を入れ、弱火にかける。温度計をさし、90℃を超えたら火を止める。温度計がなければ、500㎖の油は弱火で３分、１ℓなら５分熱して火を止める

2 火から下ろして冷ます

余熱で白ごま油の温度は上がるので、鍋敷きなどの上に置いて冷ます。冷めたら保存用のビンに移して蓋をする。日の当たらない場所に常温で保存し、2カ月以内に使い切る

「白ごま油ヘッド・マッサージ」は緑内障・うつに効果的。育毛効果や心臓の強化にも！

蓮村 誠

アーユルヴェーダには白ごま油を使った治療法・健康法が多くありますが、目の病気、特に緑内障の予防や改善に効果的なものとしてインド式「白ごま油ヘッド・マッサージ」を紹介します。また、育毛効果やうつの改善も期待ができます。

マッサージに使う白ごま油は、ヴァータ（風、78ページ参照）を整える油として最も優れているとされており、これを利用することでヴァータの乱れによって生じるさまざまな病気の予防になります。ドーシャ（体質）を構成する3つのエネルギー、カパ（水）、ピッタ（火）、ヴァータ（風）は、どれが弱くなっても、強くなりすぎても体調不良を招きます。ですから、頭部でヴァータが強くなりすぎることも病気の原因であり、特に強すぎるヴァータは視神経を傷め、緑内障の原因となるのです。ですから、家族に緑内障の人がいるなど、もともと視神経が弱い人には、頭部全体を集中的にケアする「白ごま油ヘッド・マッサージ」がおすすめです。

「白ごま油ヘッド・マッサージ」のやり方

●やり方

1 髪の分け目を作る

マッサージは、髪を洗う前に行う。まずは両手で髪をかき分け、頭の真ん中に1本の分け目を作る

2 白ごま油をすり込む

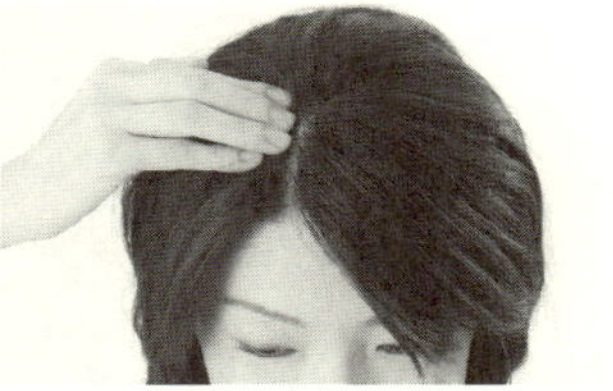

髪の分け目に白ごま油をやさしく塗る。同様に左右と後頭部にも分け目を作って塗る（計4カ所）

3 マッサージする

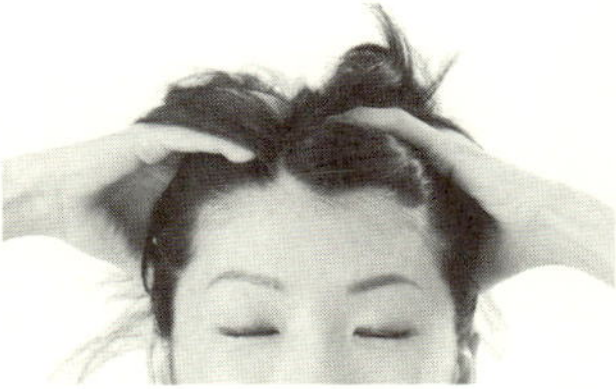

両手の指先で頭皮全体に白ごま油がなじむようにマッサージし、10分おいてから髪を洗う

●用意するもの

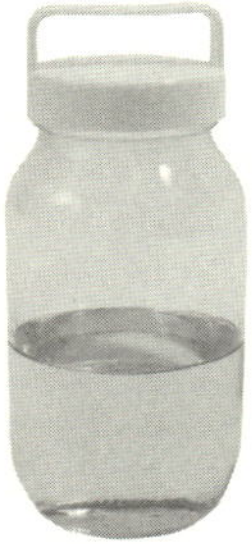

白ごま油…小さじ1（146ページで紹介した、加熱した白ごま油を使用）

●準備をする

白ごま油を温める

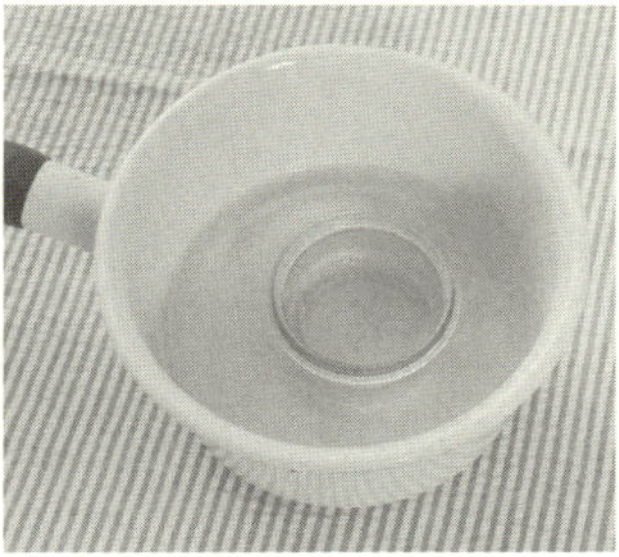

白ごま油を小さな容器に入れ、湯せんにかけて、人肌程度に温める

「バターのまぶたパック」を塗った瞬間に目の緊張がとけて疲労回復。目の組織の傷も癒す

蓮村 誠

軟膏のようにまぶたの上に塗る手軽な健康法があったらいいなと思いませんか。それなら、「ギー」を使ったインド式「バターのまぶたパック」がおすすめです。

ギーとは、食塩不使用バターを加熱ろ過することで、水分、糖分、たんぱく質などが取り除かれた純度の高い油。油を含むほとんどの食物は、体内で消化・吸収される過程で「燃えカス」が生じますが、ギーはそれがないほど純度が高いのです。

アーユルヴェーダでは純度の高いものほど浄化力があり、生命エネルギーに満ちていると考えます。ですから、ギーにはアーマ（毒素、78ページ参照）を包み込んで体の外に流し、さらに強くなりすぎたピッタ（火）、ヴァータ（風）のエネルギーを鎮静させる働きがあります。特に炎症部分に塗ると鎮静させる働きもあるので、目が充血している人はまぶたパックが最適です。目の熱をとり、滋養を与えて組織の修復をしてくれるので、目の組織にできた傷や変性の改善も期待できます。

「バターのまぶたパック」のやり方

●準備をする

1 鍋で煮溶かす

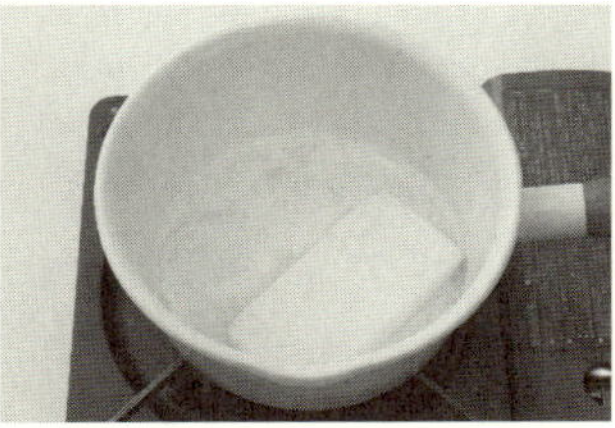

鍋にバターを入れて中火にかけ、バターを溶かす。白いクリーム状のものが浮いてきたら弱火にし、クリーム状のものをすくい取る。透明感が出て、鍋の底がきれいに見えたら火を止める

2 こす

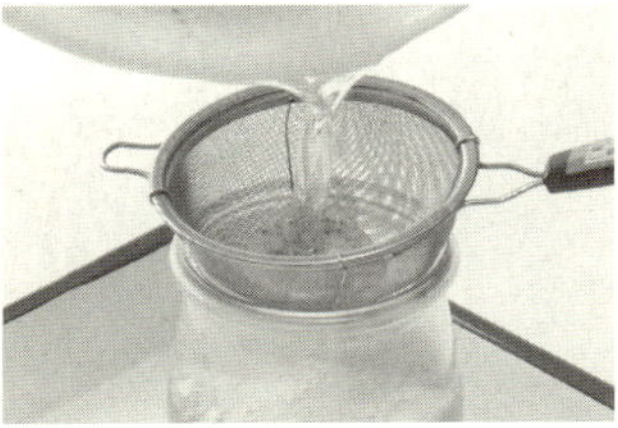

目の細かい茶こしなどで①をこし、保存用のビンに入れる。冷蔵庫で保存し、1カ月以内に使い切る

●用意するもの（1～2週間分）

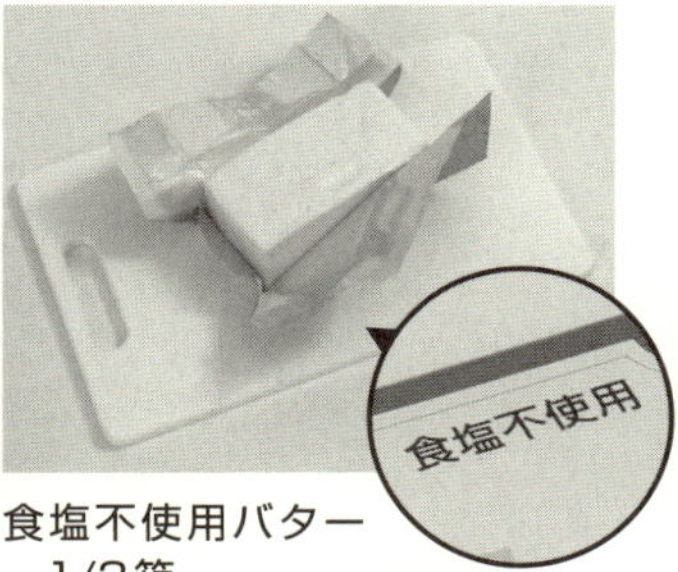

食塩不使用バター
…1/3箱

●やり方

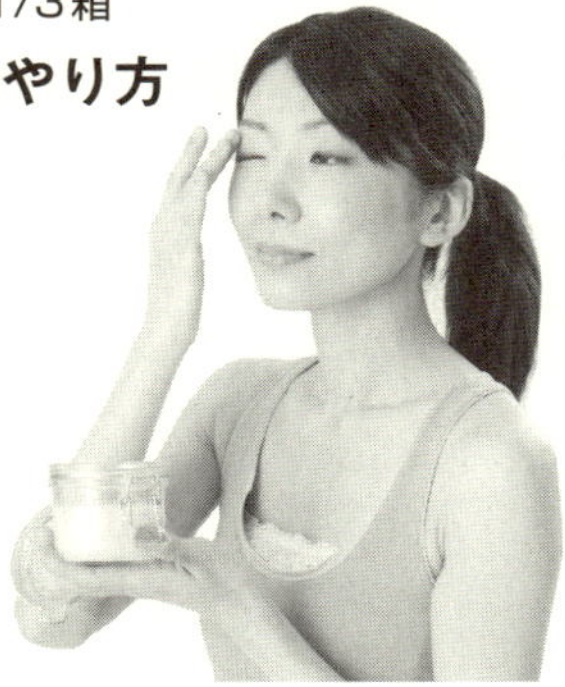

塗るだけ！

就寝前の洗顔後、手のひらに少量の②をとる。ギーが固まっている場合は、手の温度で温めて溶かす。両方のまぶたに塗る。脳全体の興奮も鎮静され、よく眠れる

口呼吸を防ぎ「鼻呼吸」を習慣にすれば、視神経細胞が浄化され、緑内障も改善

西原克成

緑内障といった目の病気も、実は口呼吸が原因しているといったら驚かれるでしょうか。花粉や排気ガス、ウィルスのただよう空気を直接体に取り込んでしまう口呼吸の危険性は、一般的に知られるようになり、日常的にマスクを着用して外出する人が増えています。しかし、昼間の外出時だけ注意しても、また、目に見えないとはいえ有害物質やウィルスだけに警戒しても、緑内障やそのほかの怖い病気を防ぐことはできません。

大切なのはマスクをすることではなく、自然に「鼻呼吸」を行う癖を身につけることです。鼻呼吸なら、鼻腔に備わるフィルター機能である鼻毛や鼻腔・副鼻腔内の粘膜が異物をキャッチして、鼻水として体外に排出してくれます。マスクができない食事中も睡眠時も、です。

そして、本当に鼻呼吸が健康維持に必須である理由は、異物の侵入を防ぐだけで

口呼吸が緑内障を招く理由を解説！

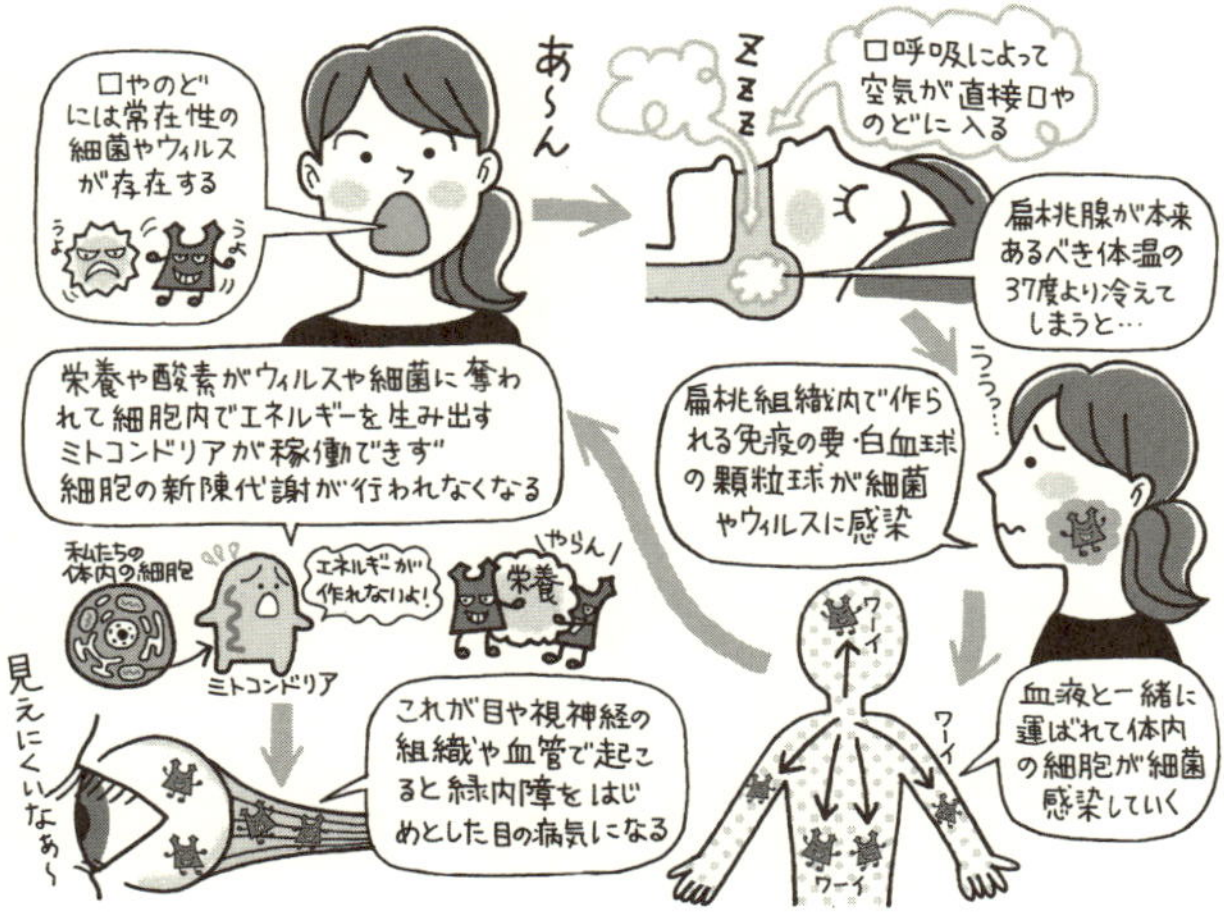

口やのどには常在性の細菌やウィルスが存在する
うよ
うよ
あ～ん
ZZZ
口呼吸によって空気が直接口やのどに入る
扁桃腺が本来あるべき体温の37度より冷えてしまうと…
うぅっ…
扁桃組織内で作られる免疫の要・白血球の顆粒球が細菌やウィルスに感染
血液と一緒に運ばれて体内の細胞が細菌感染していく
ワーイ
ワーイ
ワーイ
栄養や酸素がウィルスや細菌に奪われて細胞内でエネルギーを生み出すミトコンドリアが稼働できず細胞の新陳代謝が行われなくなる
私たちの体内の細胞
エネルギーが作れないよ!
やらん！
栄養
ミトコンドリア
これが目や視神経の組織や血管で起こると緑内障をはじめとした目の病気になる
見えにくいなぁ～

なく、口腔内の温度と湿度を保ち、のどの奥の扁桃組織を守ることです。口呼吸をしていると、体温の37度よりも低く湿度の少ない空気によってのどを冷やしてしまいます。

　のどの奥にある扁桃組織には、白血球の源になる造血幹細胞の入ったM細胞という袋型の細胞があります。のどが冷えると、もともと口やのどに存在する多数の微生物がM細胞内の幹細胞内に取り込まれて、ばい菌を抱えた白血球の顆粒球が分化されます。感染した顆粒球がリンパ節から流れ出して血管に入り込むと、体中を巡って細胞膜を開き、血中にばい菌をばらまいて血液を腐らせます。このばい菌があらゆる器官の毛細血管に入ると、その器官の細胞内で感染が起こります。

　細胞内感染が起こると、細胞内に炎症が起こります。細胞内呼吸を行うミトコンドリアはばい菌に感染していると、ばい菌に酸素や栄養を奪われ、新陳代謝ができなくなって細胞が働かなくなります。

　この炎症が網膜や虹彩、毛様体の細胞や毛細血管の内皮細胞に起こると、緑内障になってしまうのです。特に毛様体やブドウ膜の平滑筋《へいかつきん》細胞、毛細血管にばい菌が入り込むと、眼圧が上がり緑内障が進行します。

　私の診療所では、細胞内に入り込んだばい菌を除去する前に、血液の汚染防止を行います。口呼吸と冷たい物中毒を改善し、のどを冷やさない習慣を徹底してもらうのです。その最も重要な生活術が、鼻呼吸を身につける「口テープ睡眠」です。

　寝ている間は、無意識に口呼吸を行いがち。それを防ぐため口にテープを貼り、鼻呼吸をして眠る習慣を身につけてもらいます。簡単な健康法ですが、その効果は高く、実際に緑内障が改善した患者が何人も存在します。

「口テープ睡眠」のやり方

用意するもの

●サージカルテープ（幅24㎜）
●オリーブオイル
オリーブオイルはテープの刺激から唇の粘膜を守るために使用。食用のものでOK。リップクリームでも可

1 唇にオリーブオイルを塗る

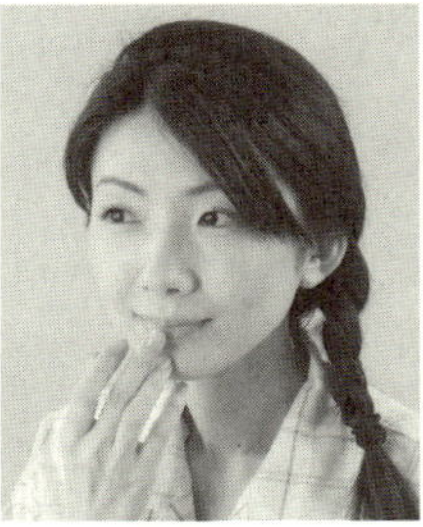

眠る準備が整ったら、唇が十分に潤う量のオリーブオイルを塗る

2 テープを切る

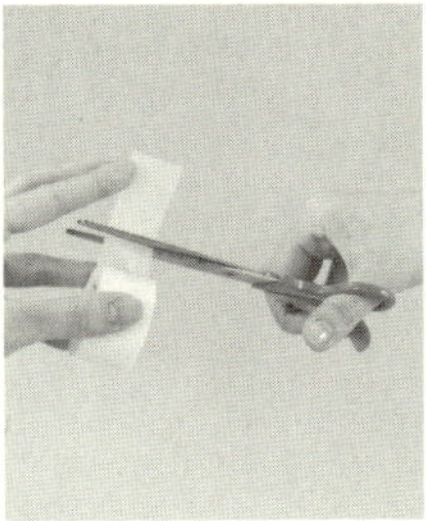

サージカルテープを切る。口角がテープから出るくらいの長さが最適

3 テープを貼る

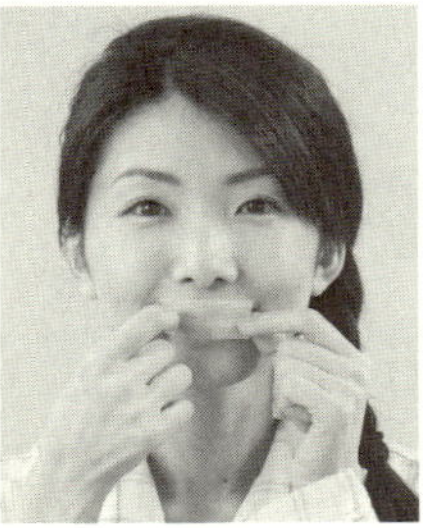

口を閉じ、真一文字に②のテープを貼る。鼻で呼吸をして、苦しくないか確認を

4 寝る

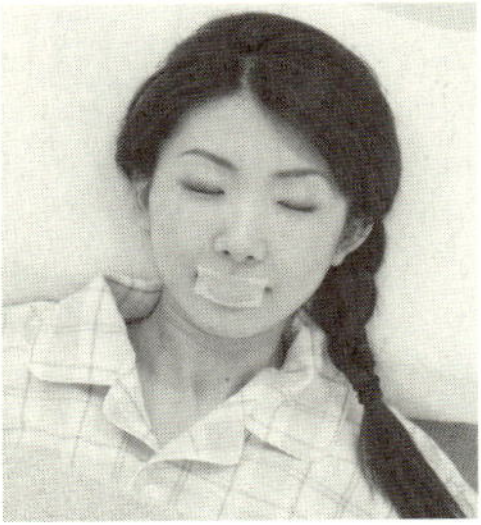

呼吸がしやすいように仰向けで寝る

注意 いきなり「口テープ睡眠」をすると息苦しくなる恐れが。まずは起きている昼間にやってみる。そこで苦しいと感じたら、昼間にテープを貼る時間を少しずつ延ばしていく鼻呼吸の訓練をすること

「番茶湿布」と「番茶洗眼」で目の中の毒素が排出され、白内障や緑内障が解消

藤野幾三

「番茶湿布」と「番茶洗眼」は、白内障や緑内障などを改善するとして、日本に古くから伝わる民間療法です。私が主宰するマクロビオティックを基礎とした断食道場でも「目の手当て法」として、みなさんに紹介しています。マクロビオティックとは、玄米、野菜、海藻などを中心に摂取する食事法のことです。

まず注目したいのは、番茶の血行促進作用です。番茶を使って湿布や洗眼をすると、目の周辺が温まり、血流が促されて、質のよい血液が集まってきます。すると、眼筋や毛様体筋といった目の周辺にある筋肉の緊張がゆるんで、視力の回復につながります。

また、番茶の強アルカリ性の性質も見逃せません。マクロビオティックでは、肉や魚、卵、白砂糖、酒は体を酸性に誘導し、さまざまな病気を引き起こす原因になると考えられているのですが、「番茶湿布」と「番茶洗眼」を行えば、その強アル

カリ性の作用で、目が酸性に傾くことを抑制できるのです。

番茶の力で目の中の毒素を排出する

また、番茶で湿布や洗眼をすると、目の中のほこりやごみ、花粉などが洗い流されます。人によっては目やにが大量に出ることもあるのですが、これは番茶の強力な殺菌作用や排毒作用によるもので、目の中にたまっていた毒素が排出された証拠といえるでしょう。

やり方は、1日3~5回を目安に、湿布をした後に洗眼をするという流れで行うと効果的です。塩は、毒を排出して視神経の働きをよくする作用があるため、必ず加えるようにしてください。

最後に、目の症状を撃退するには、「番茶湿布」と「番茶洗眼」に加え、食生活にも気を配っていただきたいと思います。マクロビオティックでは、目の疾患は肝臓の機能が低下していることで起こるといわれているため、肝臓によくない動物性たんぱく質、添加物入りの食品、酸味や辛味をきかせた刺激物、白砂糖はできるだけ避けるようにしましょう。番茶と食生活をうまく取り入れて、目のトラブルを防いでください。

「番茶湿布」のやり方

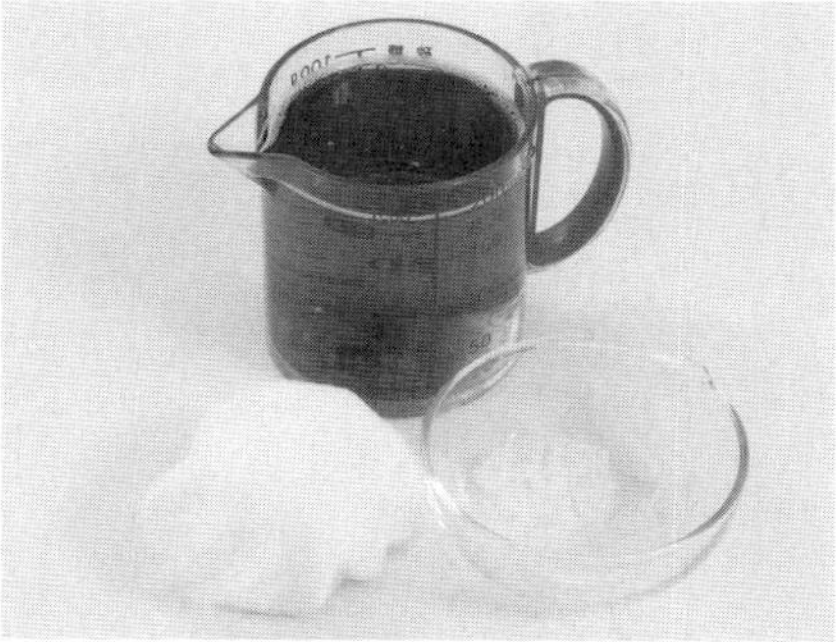

用意するもの（1回分）

・番茶…200㎖
・塩…大さじ2/5
・脱脂綿…ゴルフボール大

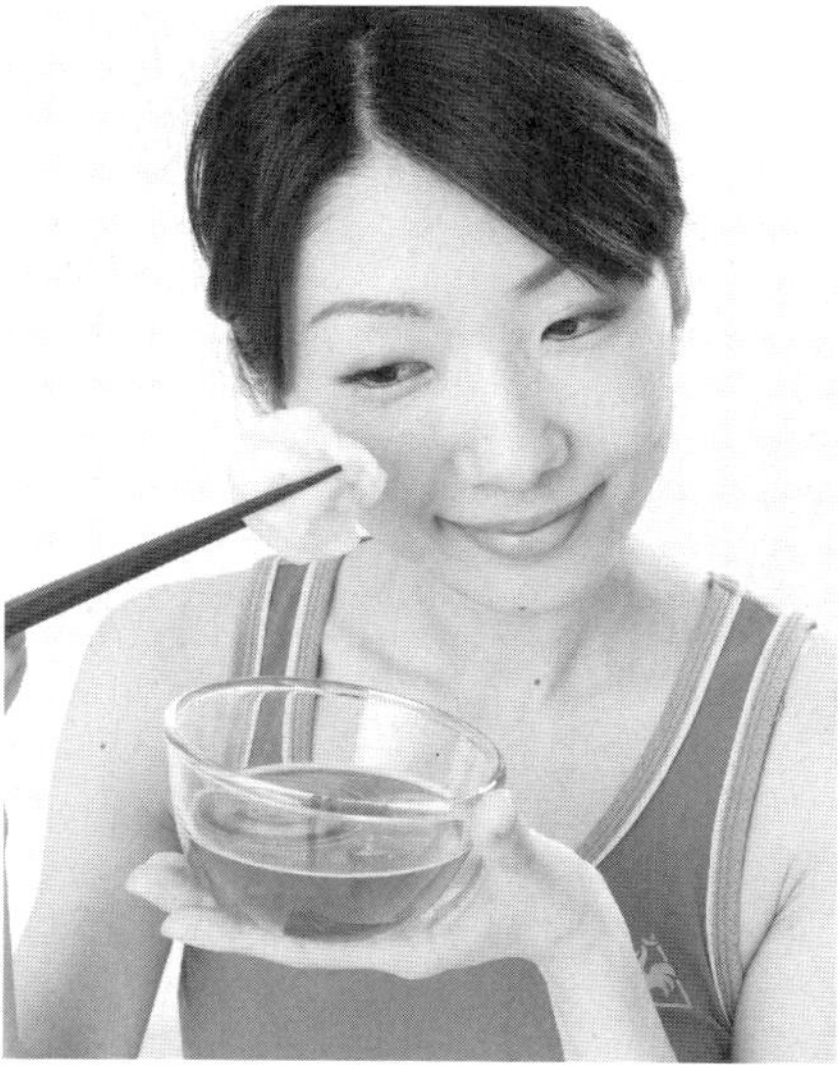

1 番茶に塩を入れてサッと沸かす

2 器にとったら、脱脂綿に番茶を含ませてやけどをしない程度に冷ます

3 煮沸消毒した箸や割り箸などで②を持ち、閉じた目に軽く当てて、湿布する

「番茶洗眼」のやり方

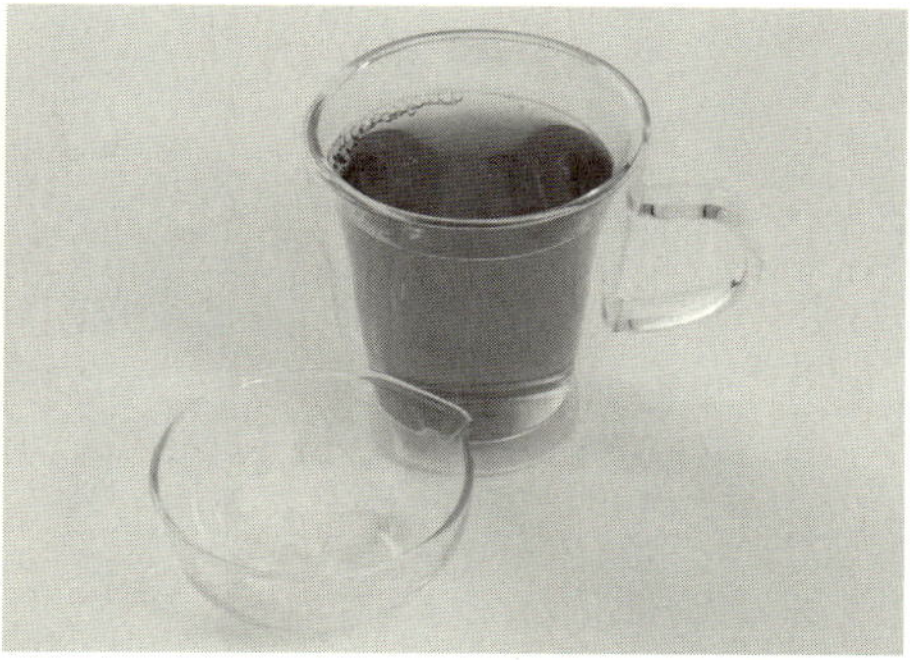

用意するもの（1回分）

- 番茶…150～200㎖
- 塩…ひとつまみ

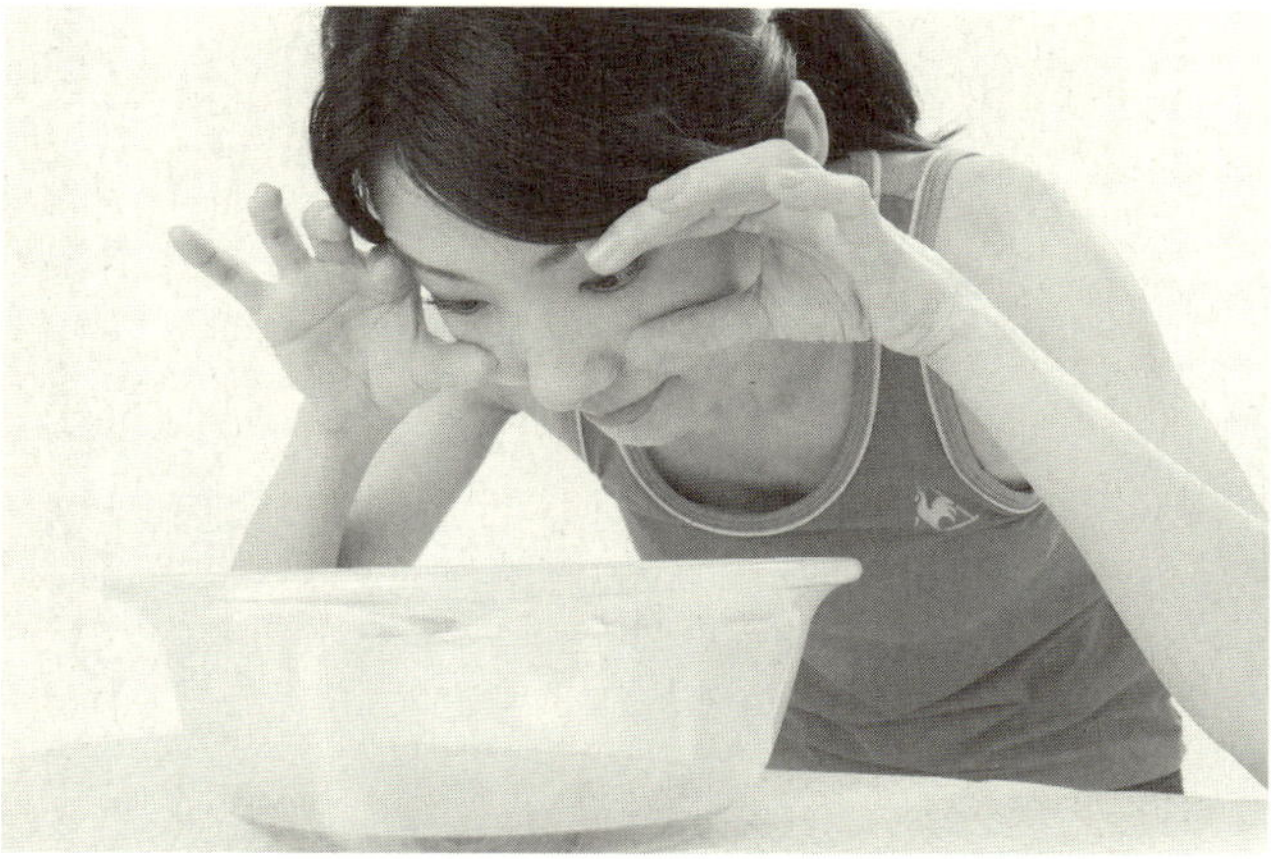

1 洗面器に塩を入れ、熱した番茶を注いで混ぜ、冷ます

2 ①に目を浸して、パチパチと軽くまばたきをする

中国の伝統的な目の薬「六味丸＋クコの実＋杭菊花」が加齢による白内障を遠ざける

邱 紅梅

「六味丸《ろくみがん》」は、日本でも江戸時代から目によい薬として親しまれている漢方ですが、中国で伝統的に目によい薬として飲まれているのが、「杞菊地黄丸《こぎくじおうがん》」です。

これは六味丸と成分がよく似ている地黄丸に、赤いクコの実と中国・杭州の杭菊《こうきっ》花《か》を加えたもの。クコの実の特徴としては、目への作用が最も有名です。光による酸化から網膜を守り、白内障を予防・改善してくれるのです。

チベットでは白内障に悩む人が多いのですが、クコの実の産地、中国の寧夏《ねいか》ではチベットと似た環境にもかかわらず白内障が少なく、それはクコの実があるからだといわれています。また、杭菊花は毛細血管の血管壁をきれいにし、血液を流れやすくするので、目の病気の予防に一番効果的だといわれています。

六味丸にクコの実と杭菊花をプラスする方法は、六味丸を飲むときに一緒にお茶として飲む方法が一番効果的です。

「六味丸＋クコの実＋杭菊花」の飲み方

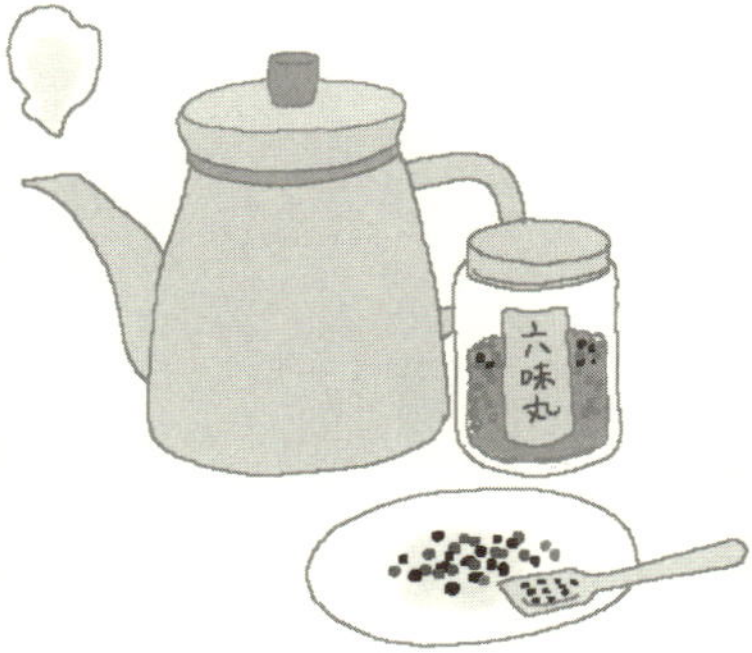

1 お湯を沸かす。六味丸を用意する

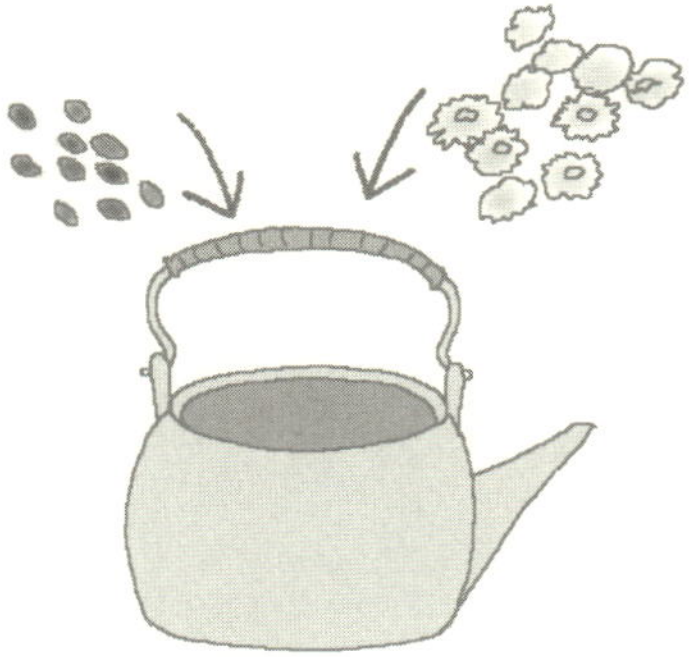

2 クコの実５～6g（実10粒くらい）、杭菊花３ｇ（つぼみ10個くらい）を急須に入れ、熱湯を注ぐ

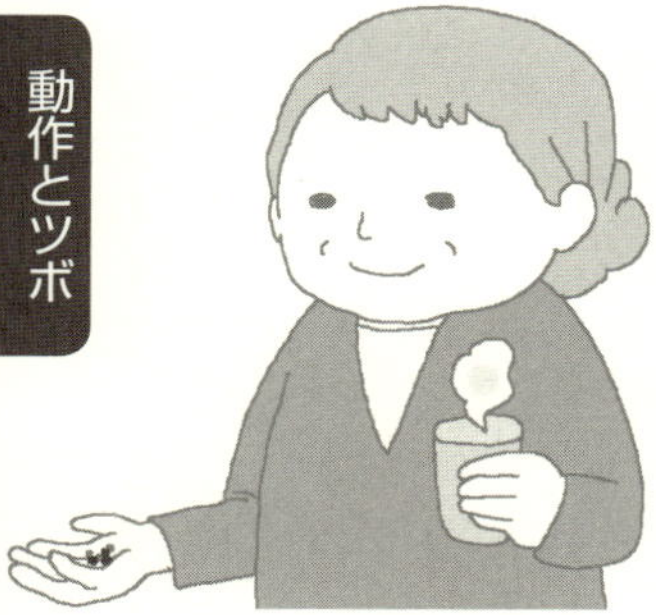

3 10～15分蒸らしてから、六味丸と一緒に飲む。お茶は2～3回飲めるので、六味丸を飲むときに、再度お湯を注いで飲むとよい

面倒くさがりの人は…

クコの実と杭菊花を煮沸消毒したビンに入れ、ホワイトリカーか赤ワインで漬け込む。1日10～20㎖飲むとよい。お茶よりも効果は下がるが、続けることで効果が得られる

不快なかすみ目が改善。西洋医学と漢方薬の出合いが生んだ「曇りとり漢方目薬」

笠原久美子

戦国時代の1543年、鉄砲とともに「曇りとり漢方目薬」の製造法は伝来し、同年、初代「笠原十兵衛」の手によって長野・善光寺の門前で誕生。それ以来、一子相伝の秘薬として脈々と受け継がれてきました。戦国時代の名将、武田信玄の軍師・山本勘助は目を患っていましたが、川中島の合戦で4度信州に来た際、「曇りとり漢方目薬」を使ったという言い伝えもあります。また昔は、白内障が手術なしで治るほどよく効く薬ということでも評判だったようです。

手術しても満足できなかった白内障のかすみ目がとれたと大評判

現在の「曇りとり漢方目薬」の主成分は、キハダという樹木の皮からとれる「黄《おう》檗《ばく》」由来の硫酸ベルベリンと、マメ科の多年草「甘草《かんぞう》」由来のグリチルリチン酸二カリウムです。黄檗は、チフスやコレラなどの病原菌撃退にも効果があるほど強い抗菌作用を持ち、甘草は、消炎作用に優れています。

これら2つの生薬は目のレンズを調節する筋肉に働いて、筋肉が弱るのを防いだり、筋肉を強化したりします。それに加え、ビタミンB6も豊富に含まれているので、かすみ目や眼精疲労の解消に大きな効果を発揮するのです。

さらに近年、古い薬だんすに残っていた元祖目薬の「一子相伝」である秘密の材料の成分分析を薬科大学に依頼しました。その結果、昔の「曇りとり漢方目薬」には、亜鉛やごく少量の水銀が含まれていたことがわかったのです。

硝石《しょうせき》など石の成分は西欧の薬に比較的多く、生薬の成分は漢方薬に多く見られるのですが、不思議なことに「曇りとり漢方目薬」には、石と生薬両方の成分が含まれていました。これにより「曇りとり漢方目薬」が、漢方と西洋医学の知恵を融合させた、非常にバランスのよい薬であることが判明したのです。

かつては白内障に非常に効果がありましたが、薬事法改正で成分内容の変更を余儀なくされ、現在は白内障への治療効果はありません。しかし、今もなお白内障の手術を受けても満足できない結果だった人からは「改善した」という声がありますす。白内障で悩んでいる人は治療の補助として使うとよいかもしれません。ただし、緑内障の人は使用を避けるか、必ずかかりつけの医師に相談してください。

視野が徐々に欠けていく緑内障を改善する特効ツボの名は「攢竹」

高野耕造

基本的に、一度障害を受けた視神経は再生することがないため、緑内障は失明する危険を伴う大変怖い病気といわれています。緑内障の直接的な原因は、前房内の房水が隅角からうまく排出されず、眼球内の圧力が高くなること。眼圧が高くなってしまう原因の一つには、眼球内を流れている房水の排出がうまくできなくなることが考えられます。

その問題を解決するのが、眉頭にあるツボ「攢竹《さんちく》」です。「攢竹」は目の疾患によいとされていて、刺激することで目の排出器官の働きを高め、眼圧を下げる効果が期待できます。左右の親指の腹でツボをしっかり押さえて、下から上に押し上げるようなイメージで刺激します。毎日、最低でも1回1分程度、刺激するように習慣づけていれば、緑内障の予防・改善に効果があるはずです。「攢竹」のツボ押しは、お風呂上がりの〝気〟の流れが健やかなときに試してみてください。

「攢竹」の探し方と押し方

位置

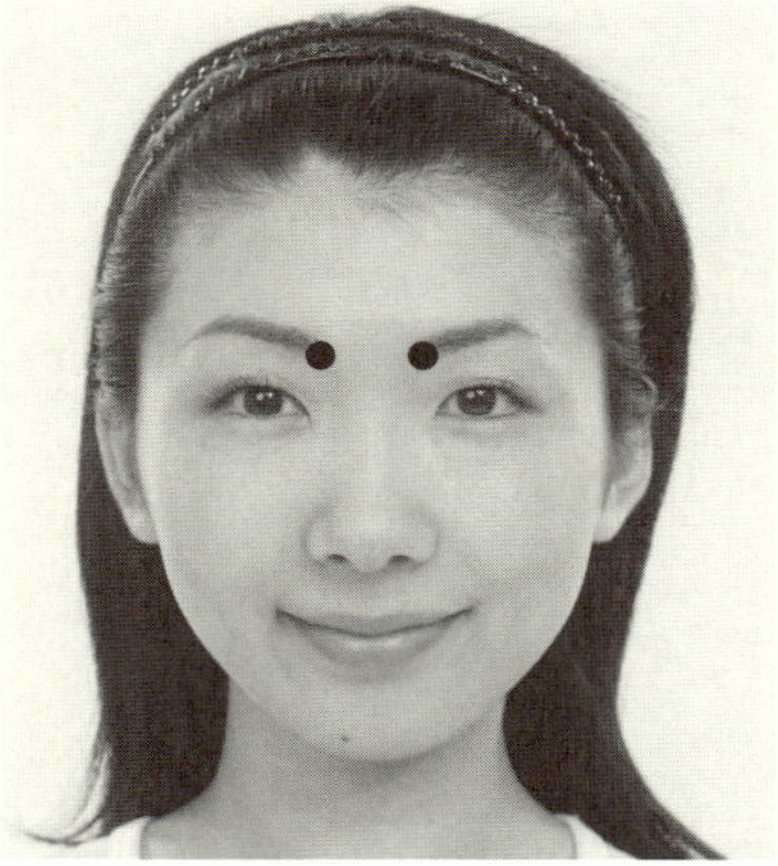

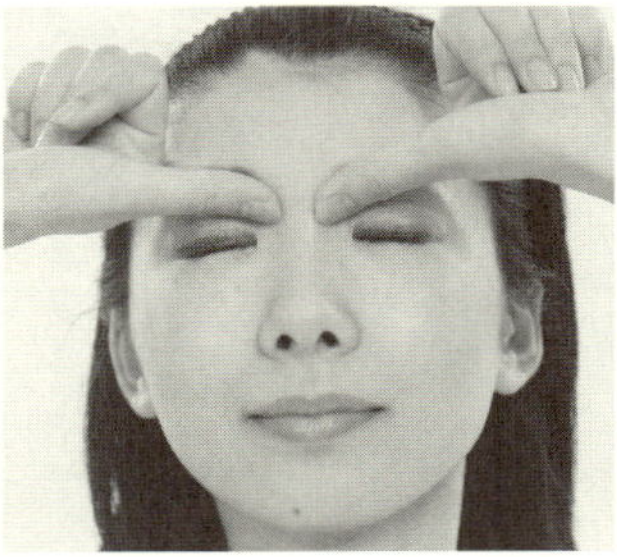

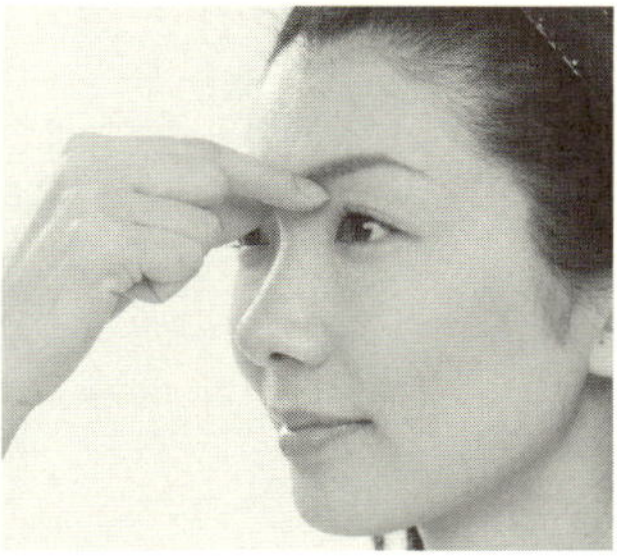

押し方

親指の腹で左右のツボをしっかり押さえ、下から上に押し上げるようなイメージで刺激する

探し方

まず、目頭に人差し指と親指をそえる。指をそのまま上に上げていったとき、眉の先端にあるくぼみが「攢竹」

緑内障は指の関節にある「指山のツボ」を温めながら刺激。お灸を使えばさらに効果大

岡本羽加

緑内障の改善にぴったりなツボは、指の関節にある「指山のツボ」です。これらは、ツボの中でも奇穴《きけつ》という種類に属します。

ツボは本来、経絡という14本の生命エネルギー（「気」と呼ばれるもの）の流れ道に点在しています。経絡はさまざまな臓器につながっているため、例えば胃腸の調子が悪いときは、手足のツボを刺激し、経絡を通して胃腸にアプローチしていきます。しかし奇穴においては、どの経絡上にもありません。奇穴は、古来中国から現代まで、鍼灸師の経験から見つけられたツボなのです。そのため正式な数は定かではありませんが、特定の症状に直接的に効くという特長があります。

「指山のツボ」は温めながら押しもむことで効果を発揮します。電子レンジなどで温めたホットタオルを手に巻き、ツボに熱を浸透させるつもりで刺激するとよいでしょう。また、薬局などで1000円ほどで買えるお灸を使うのもおすすめです。

緑内障に効く「指山のツボ」の押し方

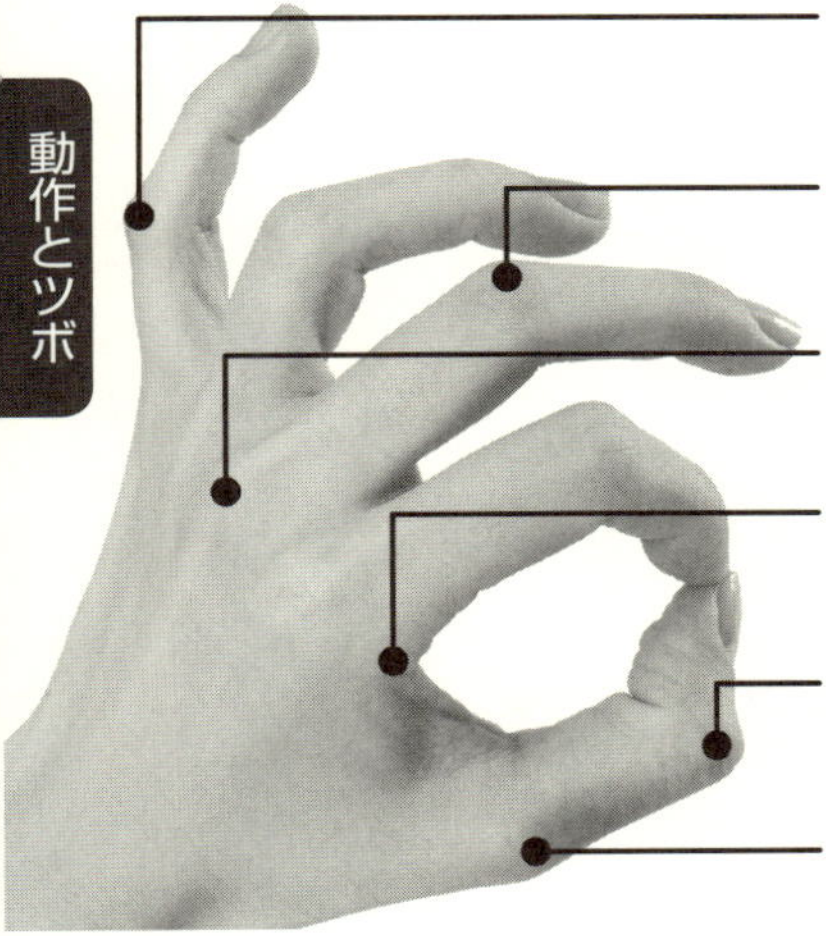

小骨空《しょうこっくう》
小指の第二関節の真上

頭頂点《とうちょうてん》
中指の第二関節の真上

拳尖《けんせん》
中指の第三関節の真上

二間《じかん》
人差し指の第三関節の内側

大骨空《だいこっくう》
親指の第一関節の真上

前頭点《ぜんとうてん》
親指の第二関節の真上

温めながら押しもむ！

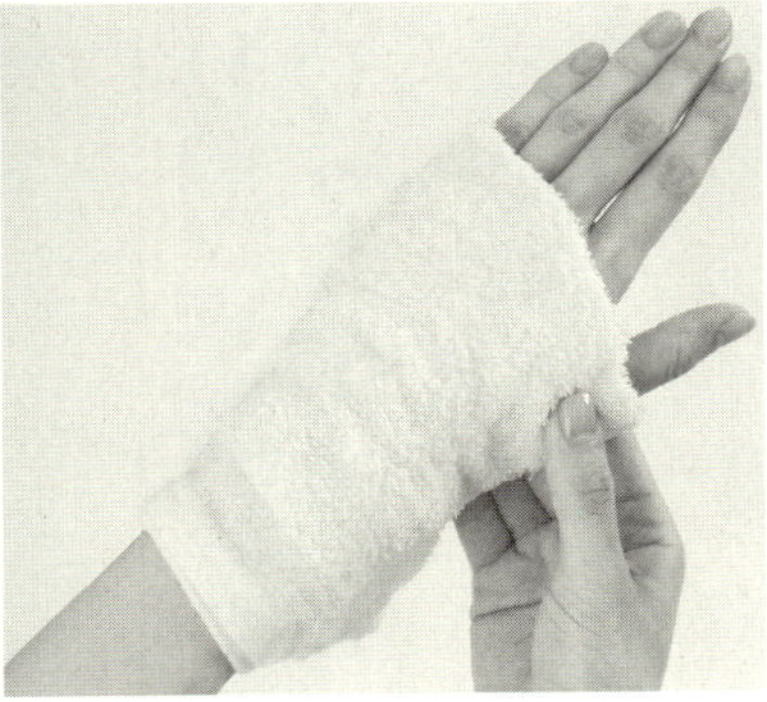

1 ホットタオルを作る

手を包めるくらいの大きさのタオルを水で濡らし、電子レンジで１分温めてホットタオルを作る。熱めのお湯に浸し絞るだけでもＯＫ。やけどに注意すること

2 ホットタオルを当て押しもむ

ホットタオルで手を包み、ツボを温めながら押しもむ。少し強めの力で１カ所につき10秒行う

白内障は覚えやすい「目のまわりのツボ」が効く！ 3秒押しでさらに効果アップ

岡本羽加

白内障は目の水晶体が濁る病気です。40代ごろから発症しますが、生活習慣の乱れや薬の副作用などによっては若年層でも発症する場合があります。喫煙歴のある人も発症のリスクが高いようです。

白内障は老化を遅らせることが予防になりますが、老化は毎日少しずつ進んでいくもの。ツボ押しも毎日少しずつ行い、習慣化させてしまうのが一番です。

白内障に効くツボは、覚えやすい「目のまわりのツボ」です。眉頭、眉の中央、眉尻と、目頭、黒目の下、目尻にあり、目のまわりに上下3つずつと覚えることができます。ツボごとに効果的な押し方がありますが、最もポピュラーで効果の高い押し方が、3秒押し。「浅く、深く、さらに深く」と1秒ずつ押す力を強め、ツボにしっかりと刺激を伝えます。また、押すときにはフーッと息を吐くとさらによいでしょう。「目のまわりのツボ」は、ぜひこの3秒押しを試してみてください。

白内障に効く「目のまわりのツボ」の押し方

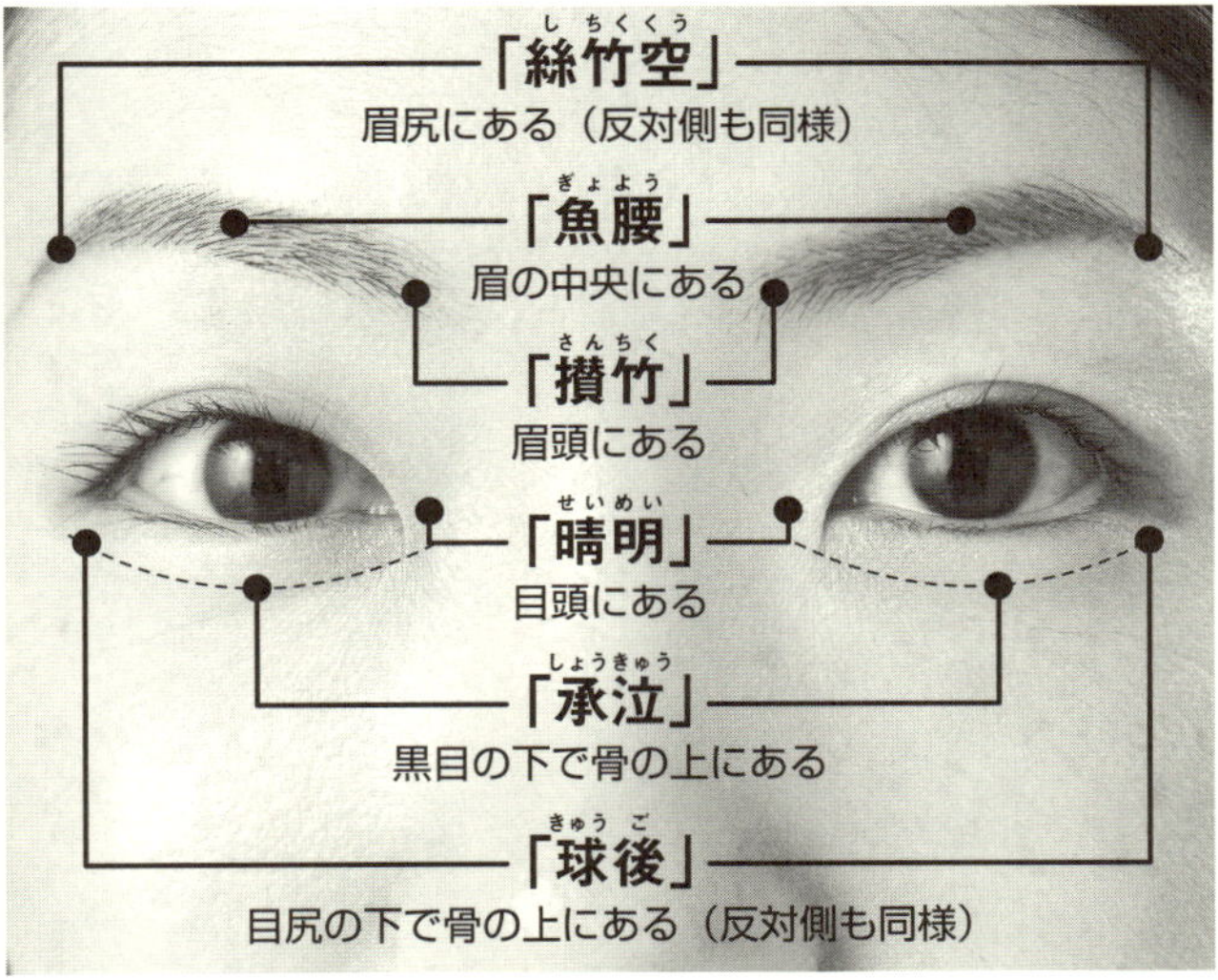

1 眉にある攅竹・魚腰・絲竹空を押す

眉上にある攅竹・魚腰・絲竹空は、人差し指でとらえ、ツボを刺激する

2 目の下にある睛明・承泣・球後を押す

目の下にある睛明・承泣・球後は、人差し指でとらえ、ツボを刺激する

3秒押しで刺激！

1秒目は浅く、2秒目は深く、3秒目はさらに深く、と3段階で刺激することでツボを的確にとらえてしっかり押せます

長年の経験から発見した「血流促進ツボ」を刺激したら、眼圧が正常範囲まで下がった

内田輝和

鍼灸師という仕事柄、いろいろな症状を持った人が来院します。そこで気づいたのですが、高血圧の人や脳梗塞を患った人は、後頭部のある場所がゴリゴリと硬いのです。ここに鍼を打つと血流が促進したのか、体調がよくなりました。もしかするとここは、血流を促し、脳や目によいツボではないかと思いました。驚いたことにそこを刺激すると、緑内障の治療を受けても眼圧が20ミリ台だったのが、10ミリ台まで下がったというのです。おそらく、目の血流がよくなった結果、何らかの作用が働き、眼圧が下がったのでしょう。

そのツボは、「血行促進ツボ」とでも表現しましょうか。後頭部の中央からやや下のところに骨が少し出っ張った部分があります。さらにその下には、くぼみがあります。「血行促進ツボ」は、出っ張った骨とくぼみの中間と、その両脇5㎜の位置にあります。

また、「太衝《たいしょう》」というツボも目に効果があります。これは、足の親指と第二趾の間を、手の指で足首のほうへこすり上げていくと、甲の上で2本の骨が交わり、小高く盛り上がっている部分の手前です。

「血流促進ツボ」の押し方

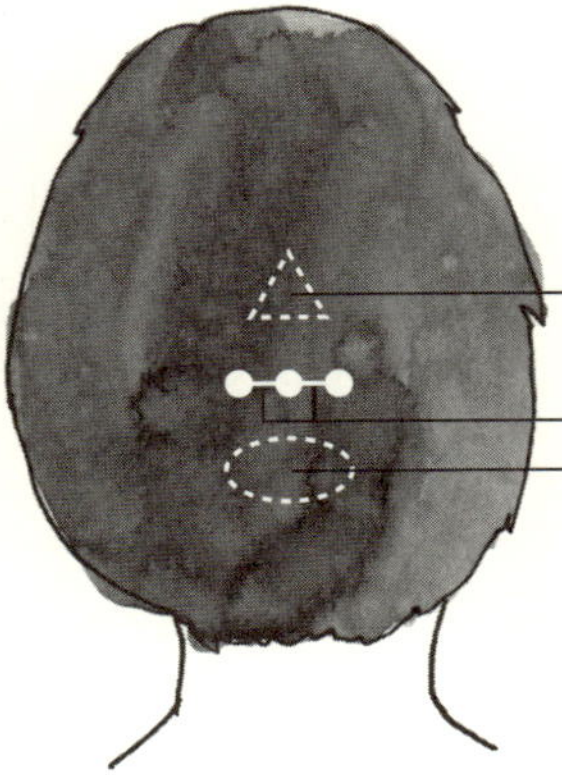

「血流促進ツボ」を刺激すると、脳や目の血行がよくなってくる

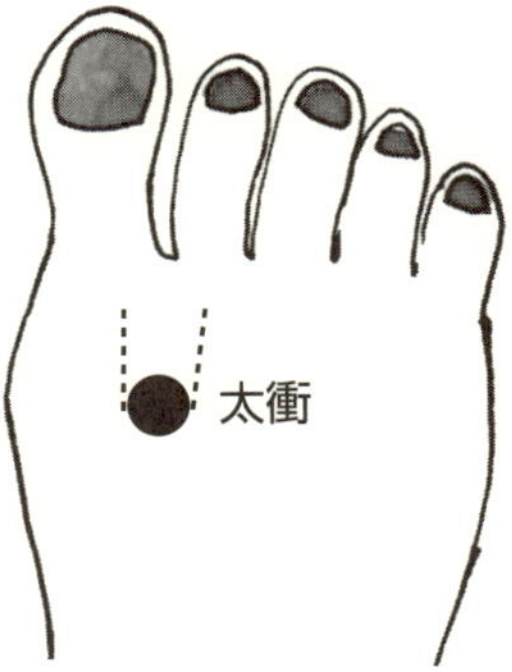

「太衝」は肝経のツボ。肝臓と目は密接につながっていると考えられている

「血流促進のツボ」に人差し指と中指を当て、左右に10秒ほど刺激すればＯＫ。刺激の強さは、気持ちよく感じる程度。朝昼晩の１日３回、１回につき10秒として５回ずつ刺激する。「太衝」も同じ回数刺激する

1日3回の「耳たぶもみ」で眼病やひどい眼精疲労が改善し、体の不調も消えていく

喩 静

「耳」は全身の健康を司る器官です。内臓や器官に対応する場所を刺激すると、その部分の機能を高め、整えられます。耳たぶはちょうど目とつながっているため、目に関しては耳たぶへの刺激が有効になるというわけです。

緑内障は、頭痛や吐き気、目の痛みなどの症状を伴うことがあります。中医学から見た緑内障は、怒りやのぼせを起こしている状態です。「耳たぶもみ」とともに、気持ちを鎮める足のツボ「大敦《だいとん》」と「太衝《たいしょう》」を刺激し、気の流れを調節して自律神経のバランスを整えていきます。

糖尿病網膜症は、「耳たぶもみ」とともに、血を蓄えて血の巡りをよくする「血《けつ》海《かい》」と、「足の三里《さんり》」を刺激します。また白内障と加齢黄斑変性は、どちらも老化によるものですから、「耳たぶもみ」をしながら、「三陰交《さんいんこう》」を刺激して血を作り、体力をつけて老化予防によく使われる「足の三里」を刺激します。

「耳たぶもみ」のやり方

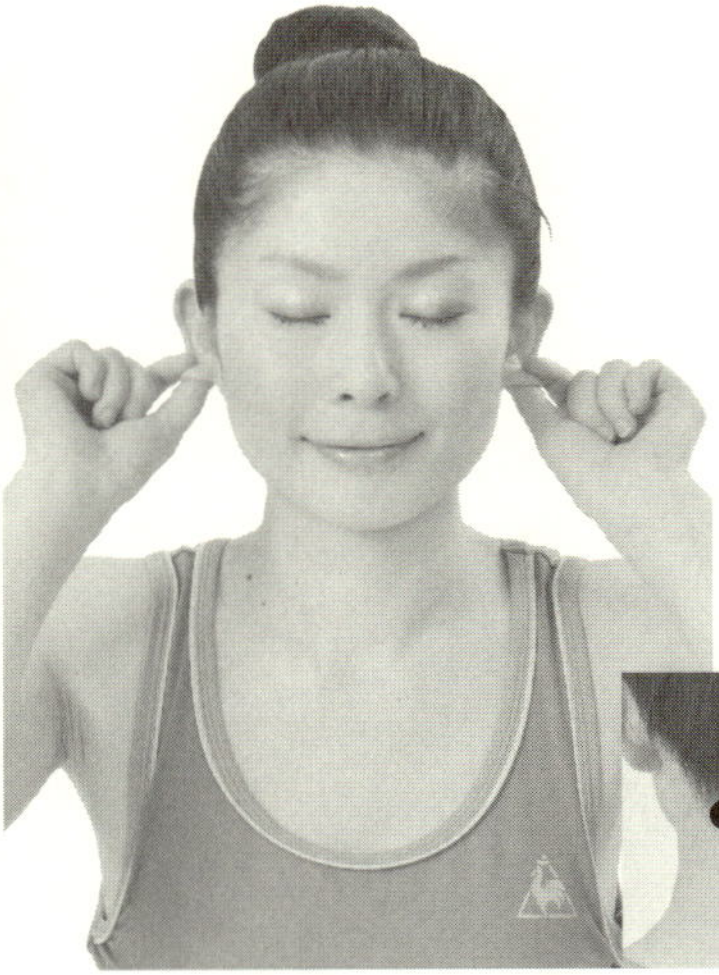

1 目を閉じて頭の後ろにある風池（眼病に効果のあるツボ）を意識し、リラックスする

2 両耳の耳たぶを親指と人差し指ではさんで、もむ

3 耳たぶを親指と人差し指で押したり、離したりを繰り返す

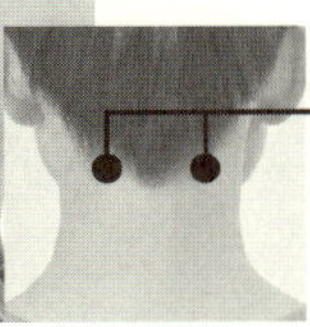

風池《ふうち》の位置

首の後ろ、付け根のくぼんだ部分にある

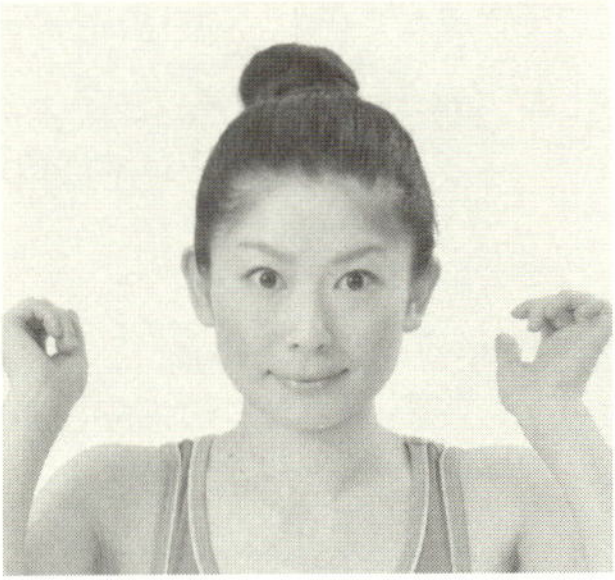

5 耳たぶを引っ張って、手を離す。このとき両目を大きく開ける

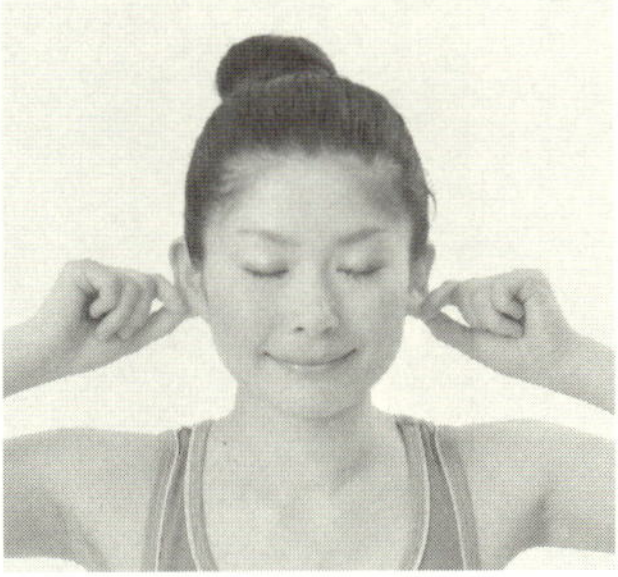

4 耳たぶを引っ張ったり、戻したりを繰り返す

「耳たぶもみ」と合わせてやると効果的！

緑内障に効く足のツボ「大敦」「大衝」

1　大敦をつまようじで押す

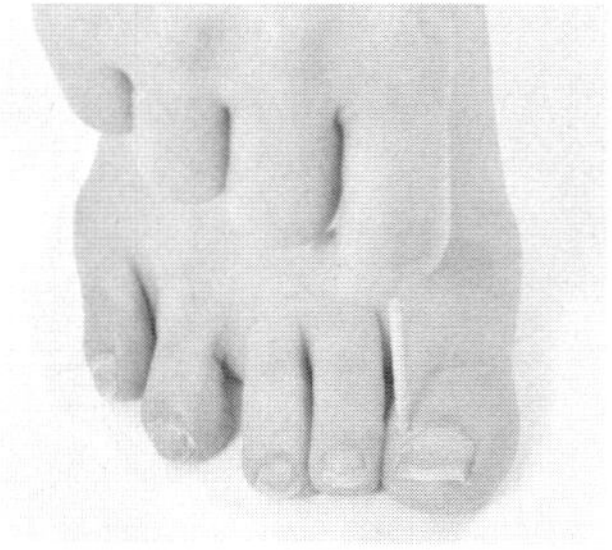

大敦は指では押しづらいため、つまようじの背などを使って傷つけないように押す

●大敦の探し方

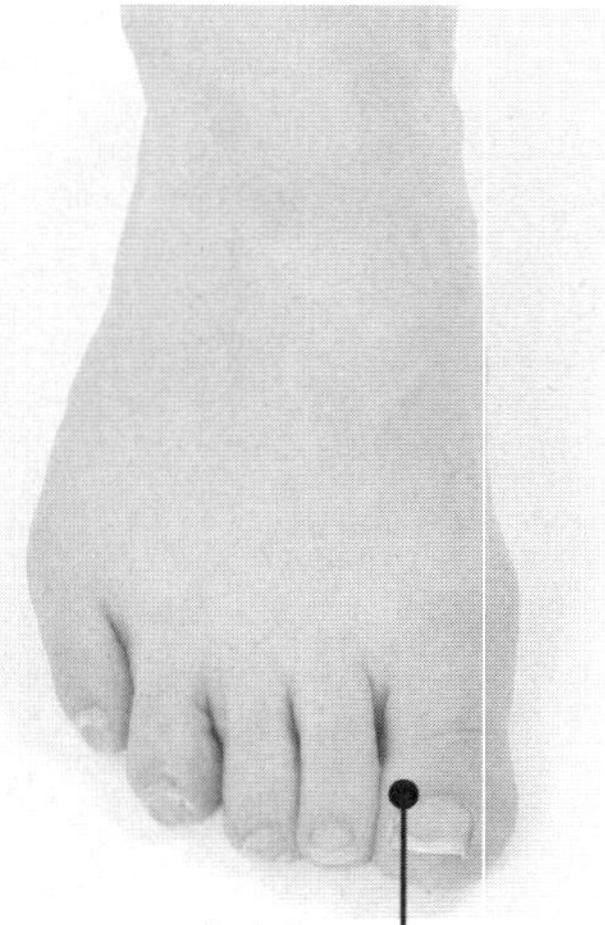

大敦《だいとん》
足親指のつめ、内側の付け根部分

2　太衝を探して、押す

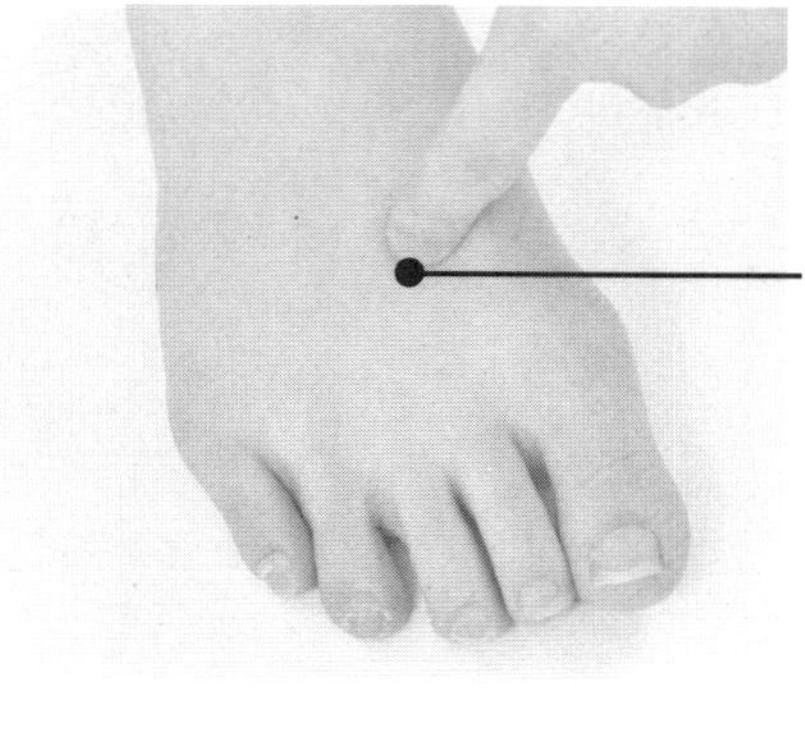

太衝《たいしょう》
足の甲側の第１中足骨と第２中足骨の間

足親指と二指の間を人差し指でさすり上げ、止まった部分を人差し指で押す

「耳たぶもみ」と合わせてやると効果的！

糖尿病網膜症に効く足のツボ「血海」「足の三里」

●血海と足の三里の探し方

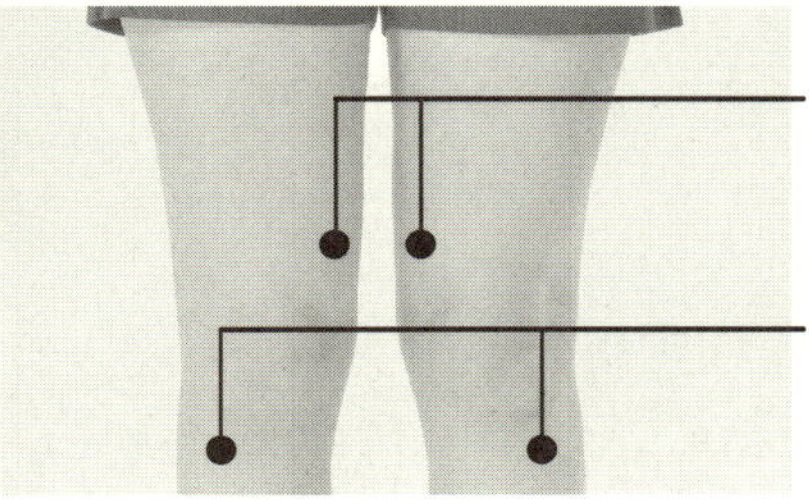

血海《けつかい》
膝蓋骨の内側の上端から指の幅2.5本分上

足の三里《さんり》
膝蓋骨から指の幅4本分下

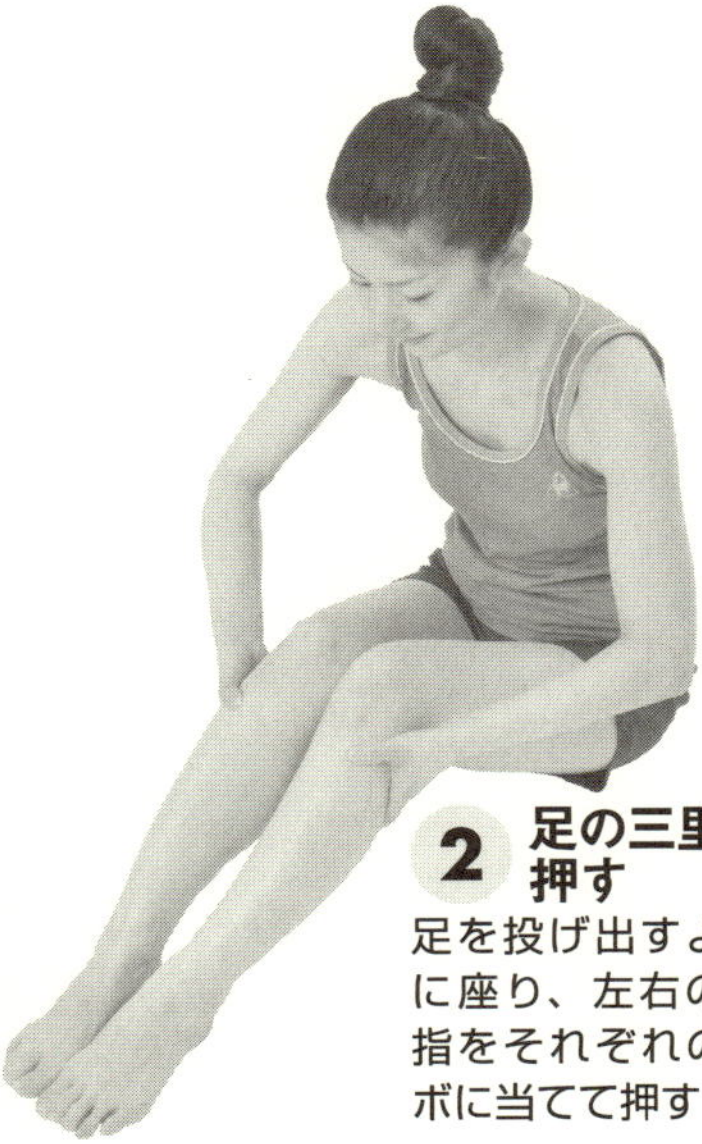

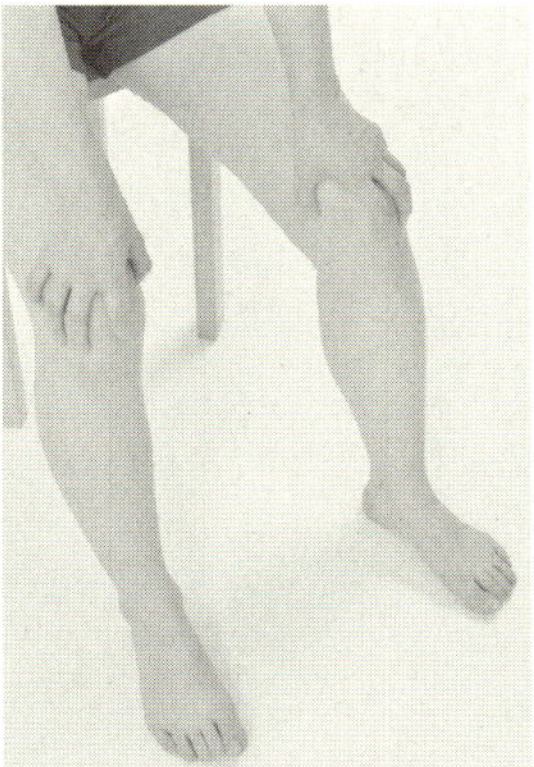

1 血海を押す
イスに座り、ひざを抱えるように左右の親指をそれぞれのツボに当てて押す

2 足の三里を押す
足を投げ出すように座り、左右の親指をそれぞれのツボに当てて押す

「耳たぶもみ」と合わせてやると効果的！

白内障と黄斑変性に効く足のツボ「三陰交」「足の三里」

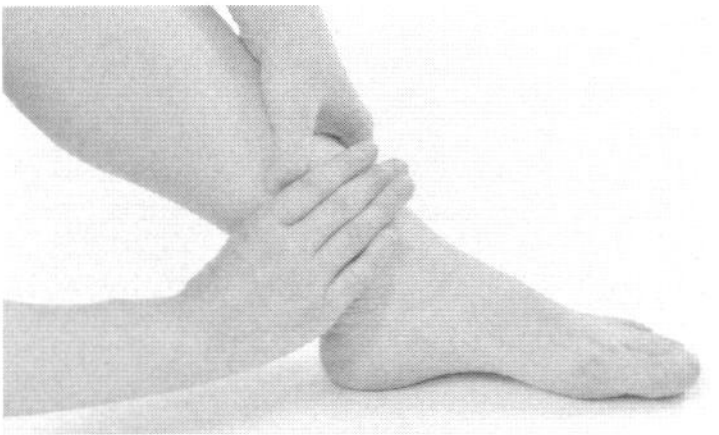

●三陰交の探し方

三陰交《さんいんこう》

足の内側、くるぶしから指４本分上にある

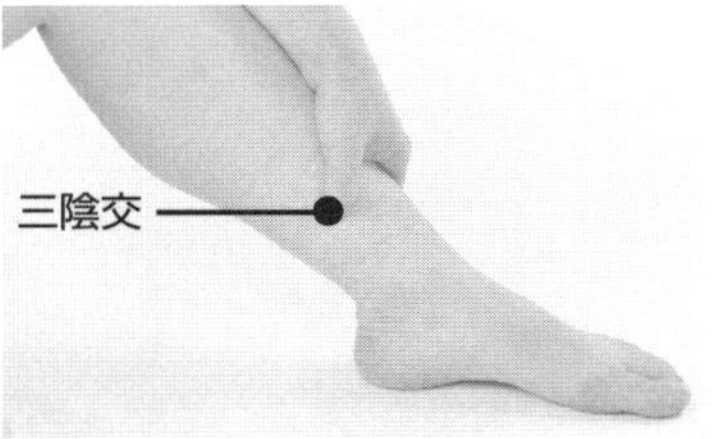

1 三陰交を押す

片ひざを立ててあぐらをかくように座り、親指をツボに当てて押す

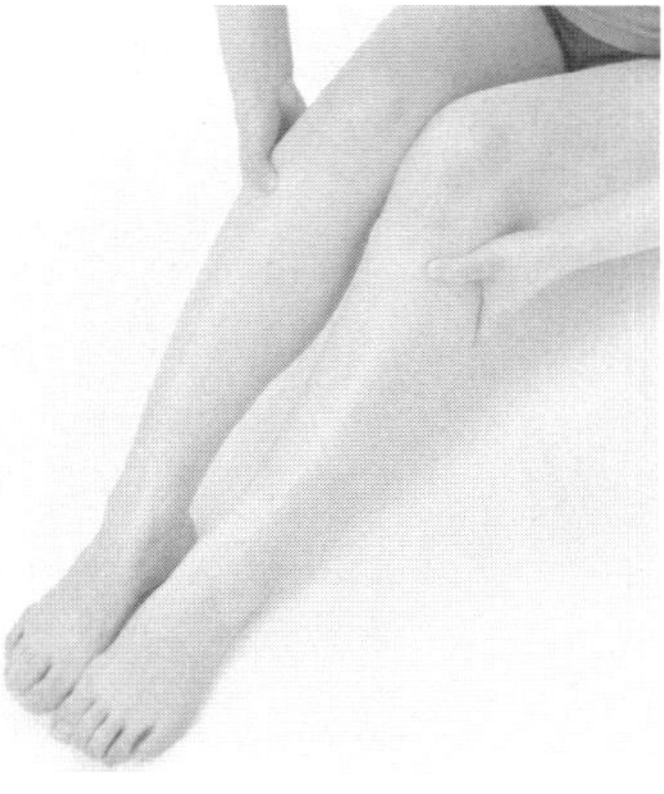

2 足の三里を押す

足を投げ出すように座り、左右の親指をそれぞれのツボに当てて押す（足の三里の位置は、175ページを参照）

第5章

「手術は？」「治療費は？」など眼病の素朴な疑問に名医が回答！

回答／
回生眼科院長
山口康三

白内障の手術は痛くないですか？　手術時間はどれくらいかかりますか？

山口康三

今は、点眼麻酔なので痛くはありません。

手術する前には、レントゲンや採血などの検査が必要です。その際、心臓病などに使われる抗血栓凝固剤のワーファリンを飲んでいると手術できません。薬をやめてしばらく間をおいてから手術することになります。糖尿病の場合も、糖尿病をよくしてからでないと手術はできません。状態が悪いと手術しない医師もいます。

手術時間は平均20分くらいです。5分くらいで終わらせる速い医師もいます。場合によっては、40分くらいかかることもあります。手術前後には甘い物を食べないよう注意してください。体調も目に大きく影響します。

手術する人は、生活に不便を感じている人が多いようです。絵描きや運転手など、見えないで困っていれば、視力1・0でも手術をする場合があります。日常生活に困らない人は、たとえ視力が0・1でもしない人がいます。

両目同時に白内障の手術はできますか？ 手術に年齢制限はありますか？

山口康三

白内障の手術は、両目同時にできますが、おすすめはできません。同時にはしないのが普通です。

ところが最近は、同時手術する医師が多くなっています。同時手術は危険性が高いので、片目をやって失敗したときのことを考えて、もう片方は慎重にすべきです。普通は様子を見るために、片目の手術をしてから最低1週間は空けます。できれば3カ月くらい空けたほうが安全です。手術は1回しかできませんから。

白内障の手術に、特に年齢制限はありません。

90才を過ぎても体がしっかりしていれば、手術は受けられます。とはいえ、年齢が上がると、体のすみずみに問題を抱えていることが多くなります。また、年配の人が入院すると、認知症になりやすいということもあります。家族が手術に反対するケースもよくありますが、本人が希望すれば関係ありません。

白内障の手術の際、入院は必要ですか？日数はどれくらいかかりますか？

山口康三

入院の必要はありませんが、3日程度は入院したほうが楽だと思います。手術自体は20分程度で終わりますが、手術後30〜45分は絶対安静です。その後は歩くこともできますし、普通の食事をとることもできます。

体力に自信がある人であれば、日帰り手術を受けることも可能です。ただし、手術後1週間は入浴できないので、汗をかきやすい夏場の日帰り手術はあまりおすすめできません。また、日帰り手術後1週間は、翌日を含めて3回ほど消毒と検査のために眼科に通う必要があります。通院にはかなり負担がかかるので大変です。

手術後、すぐに見えるようにはなりますが、入院しなかった場合でも、3日ぐらいは仕事を休んだほうがいいでしょう。普通の生活は送れますが、パソコンなどは目によくないので、休養だと思って休んだほうがいいと思います。激しい運動もしばらくは控えるべきでしょう。

90 白内障の手術と入院
91 白内障の手術費用

白内障の手術費用はどれくらいですか？手術のとき、健康保険は使えますか？

山口康三

健康保険は使えます。ただし、保険適用内手術と保険適用外手術があるので、手術の際には注意が必要です。

健康保険が使えないのは、遠近両用の多焦点眼内レンズの手術です。費用は片目で40万円前後ですから、両目で80万円ほどかかります。レンズ代だけだとそれほど高くありませんが、日本の制度では診察・投薬・手術費用・レンズ代金まですべて自費になってしまいます。

保険が利くのは、遠視か近視かどちらかを選ぶ単焦点眼内レンズの手術です。こちらは手術後も近視用、または老眼用のメガネが必要になります。

手術費用は検診、目薬代などを含めて20万円前後ですが、保険が利くと3割自己負担で5万円前後、1割自己負担で1万5000円～2万円程度になります。

地域によっては補助金が出るケースもあります。

眼圧が高いと、緑内障のおそれが。高血圧だと眼圧も高くなりますか？

山口康三

高血圧と眼圧には直接の関係はありません。血圧は血管の中を流れる血液の圧力のことで、血管が狭くなったり硬くなったりすると血圧が上がります。一方、眼圧は眼球内の房水が流れにくくなったり、たまったりすると上がります。

眼圧は房水の量に影響されるので、高血圧だからといって眼圧も上がるわけではありません。緑内障で眼圧が高くなるのは、血液の流れが悪いからです。眼圧が22〜29ミリで高眼圧症になり、30ミリを超える場合もあるので、25ミリを超えると薬を使って様子を見ます。

眼圧は、正常でも5ミリぐらいは変動しますし、病気だと10ミリぐらい変動することもあります。

高血圧は眼圧に影響しませんが、正常眼圧緑内障の場合は、下の血圧が低い人のほうが進行しやすいようです。

緑内障の治療費はどれくらいですか？健康保険が利きますか？

山口康三

緑内障の薬には保険が利きます。プロスタグランジン関連薬の「キサラタン」は2500円ほどのものを1カ月に2本使います。交感神経遮断薬の「チモプトール」は1本2000円ほど、炭酸脱水酵素阻害薬の「エイゾプト」は1本2000円ほど。これらも1カ月に2本ずつ使います。すべて足していくと、1本ずつでおよそ6500円になります。2本ずつだとおよそ1万3000円。3割負担でだいたい4000円になります。保険が利くから安く見えますが、けっこうな負担です。ですから、キサラタンだけつけている人もいます。

ただし、薬は一生使わないといけません。それでも下がらないと手術になります。手術は、だいたい3回くらいまで。ただ、手術をすると視力が下がることがありますから、なるべく手術しないほうがいいと思います。

手術をしなくても、生活習慣を変えれば眼圧は下がってきます。

緑内障の薬を使っています。どんな副作用がありますか？

山口康三

手術を3回受けても治らないケースが多いですから、薬は一生服用することになります。複数の薬を組み合わせて使うことも少なくありません。

薬が増えれば副作用が出てくることもあります。例えば、「キサラタン」は結膜の充血や虹彩・皮膚の色素沈着、「チモプトール」では徐脈《じょみゃく》、うっ血性心不全、呼吸困難、気管支けいれんなどの副作用が出るので注意が必要です。「エイゾプト」はほかの薬に比べて目や全身に対する副作用が比較的少ないほうですが、目への刺激が強いと訴える人はいます。また、減圧下降効果のある「ルミガン」には、まつ毛が長く、太く、濃くなるという一見よく思える効果もありますが、さらに上眼瞼《じょうがんけん》がくぼんでしまう副作用があります。

複数の薬を処方すると、組み合わせによっては副作用が現れる場合があります。違う病気で受診するときは、医師に必ず相談しましょう。

加齢黄斑変性には、どのような治療法がありますか？

山口康三

抗ＶＥＧＦのルセンティスを注射する方法です。抗がん剤で、新生血管の産生を抑制します。これにより、視力が少しずつ上がっていきます。ただし、1カ月1回で10万円かかるうえに、ずっと注射し続けないといけないのがネックです。

最初の3回は毎月しますが、その後はなるべく期間を空けます。空けたら当然視力は落ちるので、2年間に7回程度にするのがいいといわれています。2年間に4回程度だと視力は落ちやすくなります。

このほかに、効果的な治療法はありません。レーザー治療は、視力が落ちるので、今はやらなくなっています。

となると、生活習慣の改善しかありません。黄斑変性は昔から欧米に多い病気で、日本には30年前までほとんどありませんでした。日本人も欧米の人と同じような生活になっていった結果、同じ病気を発症するようになったのです。

糖尿病網膜症ではどんな検査をしますか？眼底検査にかかる費用は？

山口康三

まずは眼底検査が普通です。

あとは造影剤を入れてする検査。新生血管があるかを見ます。造影剤の場合は、ショックを起こす人が多いので注意が必要です。それほど多くはありませんが、亡くなる人もいます。特にアレルギー歴や心疾患がある人は副作用が出やすいので、要注意です。

検査自体の費用は、1000円ほどになるのが普通です。実際には、500～700円程度になります。ですから、3割負担でも300円を超えない金額で収まるでしょう。

ただ、眼底検査だけというのはできません。視力を測ったり、眼圧を測ったり、点眼したりします。初めての病院なら初診料もかかります。散瞳薬費用を含めても保険が適用されるので、2000円程度ですみます。

糖尿病網膜症には、どのような治療法がありますか?

山口康三

網膜症が進むとレーザー治療が行われます。血流の悪い部分にレーザーを照射します。網膜の中心部以外は全部焼いて黄斑部の血流をよくしようという方法です。しかし、レーザー治療は視力が落ちることもありますから、なるべくしないほうがいいと思います。

さらに増殖網膜症まで進行すると、硝子体手術が行われます。手術をして濁りを除けば見えるようになりますが、再出血を起こす可能性が高く、その場合は手術を繰り返すことになります。

網膜症改善のために、少食にして運動することをおすすめします。少食にして運動すると、出血や白斑がだんだん薄くなっていき、最後は消えてしまいます。食事を減らすとストレスがたまりますが、そのストレスをとるためには睡眠が一番必要です。できれば毎日、夜9時には寝て、自然に起きる生活を送ることです。

高血圧性網膜症とはどんな病気ですか？悪化するとどうなりますか？

山口康三

高血圧性網膜症は、高血圧を引き起こす抵抗血管の収縮が極限状態になることで起こります。このような状態になると、網膜の細動脈の下流にある毛細血管が血液不足に陥って、詰まったり破れたりします。さらに、下流の静脈系の血管にもほぼ同様の変化が現れます。その結果、出血やむくみ、小梗塞が起こり、網膜は機能障害を起こして、場合によっては部分的に壊死《えし》するところも出てくるのです。

目の血管が硬くなってくると、脳の血管も硬くなるといわれていますから、脳卒中の危険も出てきます。

目だけで見れば、糖尿病網膜症より重篤な人は少ないようです。

とはいえ、網膜静脈分枝閉塞症による、静脈の出血の原因になります。また、網膜動脈閉塞症や虚血性視神経症など、視力を低下させる病気の要因にもなります。

これらを予防するためにも、全身的な治療が必要です。

飛蚊症は網膜はく離のサインであることも。飛蚊症の症状は？ 何が原因？

山口康三

加齢や病気などによって、硝子体の中に細かな線維が集まって硝子体が濁るようになることがあります。その線維の影が網膜に映って蚊が飛んでいるように見えるのが、飛蚊症です。ところが最初は自覚症状がなく、気づかないこともあります。急に蚊が飛ぶように見えたら、すぐに眼科を受診しましょう。網膜はく離や眼底出血が原因であれば、早期発見につながり、視力障害を防ぐことができます。

飛蚊症のもう一つの原因は、硝子体の老化にあります。この老化を改善するには、治療は効果がありません。ビタミンCなど、抗酸化物質が含まれる野菜を多くとることが必要です。抗酸化物質を大量にとることができれば、硝子体の濁り自体はなくならなくても、網膜の機能を高めることで、飛蚊症を感じなくなることがあります。また、ビタミンC以外にも、レシチン、ルテインなどに効果が見られるので、こうしたサプリメントを必要に応じて利用するといいでしょう。

日常生活の中で、老眼を改善するためにできることはありますか？

山口康三

体調がいい状態が続いていれば老眼になりにくく、逆に普段からお酒を飲んでいる人や寝不足の人はなりやすくなります。体調や目のコンディションは、次のようにして整えます。

①玄米、野菜、海藻を中心にした玄米植物食をとる
②運動をする
③普段は夜11時までに寝るようにし、早く起きる
④血液循環療法や目のツボ刺激を行う
⑤漢方療法を行う
⑥3D（立体）の写真を見て、老眼を緩和する
⑦3点凝視（近点、少し近点、遠方の3つの点を見つめる方法）をして、ピントを合わせる訓練をする

「老眼になると近視が治る」と言う人がいますが、それは本当ですか？

山口康三

近視のメガネのほとんどは、レンズの度数が弱めに作られています。メガネは目から離れた位置にレンズがあるため、物が小さく見えるからです。近視が強くなればなるほど弱めの程度も大きくなって、その分近くが見やすくなります。したがって、近視の人は老眼にならないというわけではなく、こうしたメガネの特性から、老眼を自覚しにくくなるのです。もちろん、メガネを外せば近くはよく見えます。

一方、目と密着するコンタクトレンズの場合は、一般に近視の度数で矯正することが多いので、近くが見づらいという欠点があります。そのため、メガネに比べて老眼を自覚しやすくなります。

このように、近視の人が老眼になると、視力が回復するということはありません。ちなみに、コンタクトレンズにも遠近両用のものがありますが、誰でも使えるわけではありません。遠近両用コンタクトの成功率は30％といわれています。

●本書は、月刊誌『健康』に掲載された記事を、加筆・修正のうえ、新規取材を加えて再構成したものです。

●本書で紹介しているものの効果の現れ方については、体質などによる個人差があります。万が一これらの方法で不快な症状が現れた場合は、ただちに中止してください。

●現在、治療を受けている場合は、担当の先生とよくご相談ください。

白内障《はくないしょう》・緑内障《りょくないしょう》・黄斑変性《おうはんへんせい》が自分《じぶん》で治《なお》せる101のワザ

平成26年11月10日　第1刷発行
平成29年 8 月10日　第11刷発行

編　者　主婦《しゅふ》の友《とも》インフォス
発行者　安藤隆啓
発行所　株式会社主婦の友インフォス
〒101-0052　東京都千代田区神田小川町3-3
電話　03-3295-9575(編集)
発売元　株式会社主婦の友社
〒101-8911　東京都千代田区神田駿河台2-9
電話　03-5280-7551(販売)
印刷所　大日本印刷株式会社

ISBN978-4-07-296325-8